DE L'INFLUENCE

DU

DIABÈTE SUCRÉ

SUR

L'APPAREIL GÉNITAL DE LA FEMME

PAR

Fernand CASSIAU

DOCTEUR EN MÉDECINE

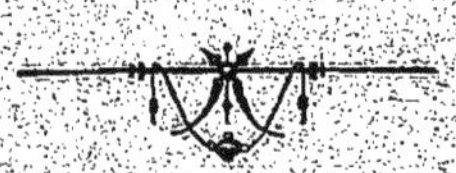

MONTPELLIER

G. FIRMIN ET MONTANE, IMPRIMEURS DE L'UNIVERSITÉ

Rue Ferdinand-Fabre et Quai du Verdanson

1901

DE L'INFLUENCE

DU

DIABÈTE SUCRÉ

SUR

L'APPAREIL GÉNITAL DE LA FEMME

PAR

Fernand CASSIAU

DOCTEUR EN MÉDECINE

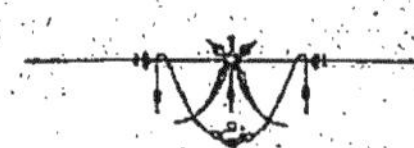

MONTPELLIER
G. FIRMIN ET MONTANE, IMPRIMEURS DE L'UNIVERSITÉ
Rue Ferdinand-Fabre et Quai du Verdanson

1901

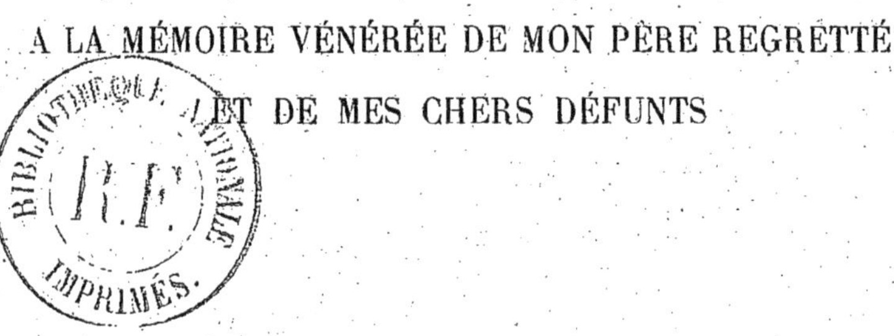

A LA MÉMOIRE VÉNÉRÉE DE MON PÈRE REGRETTÉ
ET DE MES CHERS DÉFUNTS

A MA MÈRE CHÉRIE

A MES SŒURS ET FRÈRES BIEN-AIMÉS

F CASSIAU.

A MON EXCELLENT AMI

M. Paul TARDIEU

INGÉNIEUR
CONSEILLER GÉNÉRAL DES BOUCHES-DU-RHÔNE
OFFICIER DE L'INSTRUCTION PUBLIQUE

A MON PRÉSIDENT DE THÈSE

M. le Professeur TÉDENAT

F. CASSIAU

À TOUS MES MAITRES

MEIS ET AMICIS

F. CASSIAU.

PAGES LIMINAIRES

Arrivé au terme de nos études médicales, il nous est un aimable devoir de jeter un regard rétrospectif sur les années, déjà longues, écoulées depuis leur début, et de témoigner ici nos sentiments de gratitude à tous ceux qui nous ont initié dans l'art de soigner.

Notre premier souvenir se reporte aux maîtres qui, pendant nos deux années passées à l'Ecole annexe de médecine navale à Toulon, nous ont inculqué les premiers éléments de propédeutique. Les noms des docteurs Fontan et Bertrand, médecins chefs de la marine, seront à ce titre inoubliables : avec le premier, nous fîmes nos « premières armes chirurgicales », tandis que le second nous enseigna les secrets de l'auscultation et la sémiotique.

Obligé, pour des raisons de famille, de renoncer à la carrière dans la marine, nous continuâmes nos études à l'Ecole Supérieure de médecine de Marseille. Nos cinq années, passées dans les hôpitaux de la seconde ville de France, nous furent des plus profitables. Si la théorie manquait souvent, nous acquîmes une solide pratique dans les différents services de médecine, de chirurgie, des maladies cutanées, vénériennes, infantiles, où nous sommes passé. Aussi gardons-nous une inaltérable gratitude pour nos chefs de service, parmi lesquels nous citerons avec respect les docteurs Villeneuve, Poucel, Louge, Roux de Brignoles, chirurgiens des hôpitaux, les docteurs Laget, Arnaud, Oddo, d'Astros, médecins des hôpitaux.

Notre passage de six mois dans le service de ce dernier maître, chargé du cours complémentaire de médecine infantile, nous fut des plus utiles et nous permit d'acquérir des bases très fermes dans cette branche si délicate de la médecine.

De Marseille, nous vînmes terminer à cette Faculté où nous fûmes touché de l'amabilité et de l'enseignement facile en même temps que savant du professeur Estor, à la tête du service de chirurgie infantile.

Le professeur Tédenat, professeur de clinique chirurgicale, nous a particulièrement captivé. Sa parole claire, imagée, puissante, frappe, pénètre et s'incruste inoubliablement. Ses conférences très suivies, sont une merveille d'érudition clinique et d'observation. Toute notre reconnaissance lui est donc acquise pour ce qu'il nous a appris et doublement encore, si possible, pour la faveur insigne qu'il nous a accordée en voulant bien accepter la présidence de notre thèse.

Comment témoignerons-nous assez notre dévouement au savant professeur Grasset, chez qui nous avons puisé une partie, trop infime, hélas ! des trésors qu'il représente. Quiconque l'écoute, est gagné d'avance, ses moindres paroles ont une valeur instructive, ses cliniques sont précieuses, sa bonté en rapport avec sa science inépuisable.

M. le professeur-agrégé Rauzier, éminent élève du professeur Grasset, dont il est aussi le collaborateur, possède les mêmes qualités que le savant maître. Ses « consultations médicales gratuites », sont le *panis angelorum* dont se repaissent un nombre toujours grandissant d'auditeurs composés d'élèves assidus et de praticiens même, tous avides de sa science. M. Rauzier, aussi magnanime que modeste et serviable, a bien voulu s'intéresser particulièrement à nous, et nous a manifesté, en plus d'une circonstance, une grandeur d'âme qui lui vaut une place indélébile dans notre cœur. Qu'il me soit permis ici de lui renouveler mes sentiments de profond dévouement.

C'est avec une grande satisfaction que nous mentionnons tout spécialement le docteur Guérin, ex-chef de clinique d'accouchement ; ses conférences claires, pratiques, savantes ont révélé à plus d'un les arcanes de l'obstétrique et de la gynécologie courante. Comme tant d'autres, nous lui devons donc beaucoup, et tenons à lui déclarer hautement notre reconnaissance émue.

Oserons-nous jamais omettre le nom de notre très distingué compatriote, le professeur Jadin, de l'Ecole Supérieure de Pharmacie, auquel nous sommes si obligé. Ses avis éclairés, son influence, son affabilité, sa serviabilité constante, lui ont acquis les sympathies sincères de toute la colonie des créoles de la Réunion et de l'île Maurice, dont je me permets de présenter ici le grand attachement. Personnellement, le professeur Jadin m'a témoigné une attention spéciale; ses conseils, son exemple de persévérance au travail, sa modestie, lui ont valu notre admiration bien vive.

Avant de terminer nos hommages, et dans un autre ordre d'idées, nous voulons dire ici la cordiale, voire paternelle affection qu'a toujours eue pour nous notre excellent et vieil ami, M. Paul Tardieu, à qui nous nous faisons un heureux devoir de dédier ce modeste travail. Depuis que nous eûmes le malheur de perdre notre regretté père, il n'a cessé de s'occuper de nous et de notre famille avec un dévouement, un désintéressement qui rendent son nom et celui des siens impérissable pour nous. Merci, mille fois merci, mon cher ami, de vos bienfaits, de vos conseils, de votre abnégation et de vos générosités pour les nôtres et surtout pour nous.

Enfin, à mes jeunes compatriotes qui font actuellement leurs études dans cette Faculté, je réserve et continue une franche amitié, et dois une mention particulière pour les docteurs Maurice Achard, Edouard Martin, Gabriel Martin, A. Loiseau dont les sentiments affectueux ne m'ont jamais fait défaut.

PLAN GÉNÉRAL

DE L'INFLUENCE
DU DIABÈTE SUCRÉ
SUR L'APPAREIL GÉNITAL DE LA FEMME

CHAPITRE PREMIER

HISTORIQUE

Dans la séance du 8 avril 1857, de la société médicale des hôpitaux, M. le docteur Hervez de Chégoin cite plusieurs observations de dames chez lesquelles il existait des démangeaisons vulvaires insupportables et qu'aucun traitement n'avait pu modifier. L'une d'elles, ayant été envoyée, par ce praticien distingué, aux eaux de Bagnères-de-Luchon, et adressée à M. le Dr Lambron qui résidait à ces eaux pendant la saison, ce médecin eut l'idée d'examiner les urines et y constata la présence du sucre. Cette découverte ne manqua pas d'exciter les recherches de M. Hervez, qui trouva chez ses autres malades que l'urine contenait aussi de la glycose.

L'attention des médecins était donc appelée sur cette

complication et dès le moment qu'un tel fait prenait place dans la science, il ne pouvait manquer d'en attirer d'autres semblables. Les démangeaisons, érythèmes et autres manifestations diabétiques du prépuce et de la vulve sont dès lors souvent expliqués.

Dans la même séance, Gubler semble revendiquer le premier rapprochement de ces phénomènes pour M. le docteur Trousseau, en annonçant que ce professeur ne manquait jamais d'appeler l'attention de ses élèves sur l'érythème de la vulve chez les femmes diabétiques.

Nous ne nous permettrons pas de douter des faits avancés par Gubler, mais nous nous contenterons d'émettre qu'en dépit de toutes nos recherches nous n'avons rien trouvé, antérieur à Lambron, qui pût laisser supposer que le prurit, l'eczéma ou l'érythème vulvaires d'origine diabétique fussent connus ou indiqués avant lui. Ce n'est qu'en 1861 et 1862 (c'est-à-dire 3 ans après Lambron) que Trousseau fit paraître la première édition de sa « Clinique de l'Hôtel-Dieu », dans le second volume de laquelle, nous relevons ce qui suit (p. 583) : « Avec cette perversion dans les fonctions de la peau coïncide un autre accident, qui s'observe rarement chez les hommes, beaucoup plus communément chez les femmes : c'est une éruption eczémateuse, siégeant aux parties génitales, et qui est accompagnée d'un prurit parfois très douloureux. Lorsqu'il vous arrivera d'être consulté par des malades, par des femmes commençant à avancer en âge, qui se plaindront de démangeaisons vives de la vulve et de son pourtour, lorsqu'en examinant ces régions vous constaterez que l'existence d'un eczéma survenu en dehors des époques menstruelles, indépendamment de tout écoulement leucorrhéïque, occasionnera des douleurs telles qu'elles entraîneront la perte du sommeil, votre idée devra se porter vers la glycosurie. Souvent vous apprendrez que cette affection cutanée, toute locale en apparence, coïncide avec une soif exagérée, des émissions plus abondantes d'urine, et la potasse vous montrera que celle-ci renferme du sucre. »

Vers la fin de l'année suivante, octobre 1858, Fauconneau-Dufresne publie une observation qu'il a recueillie et que nous croyons bien faire de reproduire in extenso :

Observation

(*Union médicale*. 16 octobre 1858)

Me trouvant dans une ville de province en septembre 1857, j'y fus consulté pour une dame, qui, depuis plusieurs années, éprouvait des démangeaisons intolérables à la vulve, surtout pendant la nuit. Elle avait consulté plusieurs médecins de sa localité ; elle était même venue à Paris prendre les avis des hommes de l'art qui jouissent, pour les maladies de la peau, et à d'autres titres, d'une grande renommée. Aucune de leurs ordonnances n'avait réussi à la soulager. Les grandes lèvres, le pubis, les parties voisines de l'abdomen et des cuisses, étaient le siège d'une rougeur prononcée et d'une tuméfaction qui ressemblait à une sorte d'hypertrophie cutanée ; les papules étaient peu prononcées. Cette dame avait 45 ans ; les menstrues se maintenaient assez régulières ; elle avait eu plusieurs enfants. Ayant connaissance de la communication qui avait eu lieu dans le sein de la Société Médicale des Hôpitaux, je ne manquai pas de lui demander si elle avait une soif exagérée. Sur sa réponse affirmative, je priai son mari de me procurer de l'urine de la malade. Il me fut facile d'y constater, en la chauffant avec de la potasse, une coloration brune très prononcée. Convaincu alors de l'existence du diabète, je prescrivis un régime tonique, des extraits de plantes astringentes et l'usage de l'eau de Vichy ; je conseillai, en outre, de proscrire, autant que possible, les farineux de l'alimentation, de boire du vin de Bordeaux pur et un peu de café après les repas. L'amélioration ne fut pas d'abord très sensible, mais elle finit par se décider, si bien qu'à la fin du mois d'août, après un an de traitement, j'ai appris du mari et j'ai pu m'assurer moi-même que la guérison était à peu près complète. L'urine essayée avec le lait de chaux n'offrait plus de coloration appréciable ; la soif avait disparu ; il n'y avait presque plus de traces de l'éruption et la démangeaison avait cessé. Je conseillai néanmoins à la malade qui devait faire un voyage dans le midi, de s'arrêter une dizaine de jours à Vichy et de faire usage des eaux en boisson et en bains.

Et l'observateur ajoute qu'il ne faudrait pas croire que dans tous les prurigo pudendi il y ait du sucre dans les urines. Depuis un an, dit-il, j'ai eu l'occasion plusieurs fois de rencontrer des affections de ce genre sans trouver dans l'urine de réaction par la potasse.

Et en matière de pathogénie, Fauconneau-Dufresne, en concluant, dit : Les prurigo pudendi observés chez la femme, les érythèmes constatés aux parties génitales de l'homme auraient-ils quelque chose de spécial ? Dépendraient-ils de la matière sucrée répandue avec l'urine sur ces parties, ou ne seraient-ils, comme les autres éruptions diabétiques, herpès, lichens, psoriasis, porrigos, pustules, etc. que des manifestations d'un état général ? Leur rareté dans une affection aussi commune que le diabète semble devoir porter vers cette dernière opinion.

Maintenant, est-il possible, dans l'état actuel de nos connaissances, de se rendre un compte tant soit peu exact de ces diverses manifestations? Dirons-nous avec Marchal que le sucre crée une diathèse inflammatoire dans la membrane interne des vaisseaux et qu'il en resulte, en raison de l'affaiblissement de la constitution, une tendance nécrosique ? Faut-il, comme Musset, considérer que la gangrène, dite sénile ou plutôt spontanée, tient à la présence de la matière sucrée dans le sang ? Dans ce dernier cas, c'est sans doute trop se hâter de généraliser ; et dans le premier rien ne semble prouver une diathèse inflammatoire, surtout localisée. Ce qu'il paraît y avoir de réel, c'est que la production trop considérable de sucre et le mélange de cette matière avec le sang déterminent des dispositions fâcheuses dans la constitution. Ces dispositions se manifestent de bien des manières. On savait, depuis longtemps, que la soif et l'appétit étaient singulièrement exagérés, que la peau était généralement sèche, la vue affaiblie, que les facultés génératrices tendaient à disparaître, que les poumons s'infiltraient de matière tuberculeuse, etc. ; mais on n'avait pas encore rattaché à ces symptômes ceux que nous venons d'examiner relatifs à certaines éruptions. Chaque diathèse entraîne avec elle ses conséquences : on connaît celles qui sont propres à l'excès d'albumine et à l'excès d'acide urique, dernière diathèse que M. Marchal compare à celle du sucre. Les comparaisons et les rapprochements sont sans doute très licites ; mais nous pensons qu'il est encore prématuré de hasarder une théorie pour indiquer la manière d'une cause qui produit des effets si rares.

Quatorze ans plus tard, J. Braxton Hicks, le célèbre gynécologiste-accoucheur, commence ses communications à la Société Médicale de Dermatologie de Londres, sur la « très fréquente relation entre l'eczéma et le diabète sucré » ; et en 1877 il publie dans la « Lancet » son opinion sur les observations faites déjà par plus d'un médecin, que, dans le diabète, on trouve fréquemment une grande inflammation de la vulve chez les femmes, et que, non moins fréquemment, ce symptôme a conduit au premier soupçon de la présence du diabète. Dr Dickson et Dr Pavy, entre autres, ont indiqué cela d'une façon suffisamment claire, et plus récemment encore Dr Wiltshire (dont nous reparlerons tout à l'heure) dans une note à la « Harveian Society » signala que, outre une simple irritation, on avait des raisons pour croire qu'il y avait une modification dans le tissu nerveux de la vulve. Mais le fait sur lequel Hicks veut attirer l'attention est que, dans des cas d'eczéma généralisé, et notamment celui des organes génitaux de la femme, il y a, dans une très grande majorité aussi, du diabète bien prononcé. Il pense exprimer plus fidèlement sa pensée en disant que, parmi ces femmes qui se sont adressées à lui en tant que spécialiste pour un eczéma de leurs parties sexuelles, il a trouvé 8 ou 9 sur 10 avec diabète sucré nettement déterminé. « Mais j'ai, en outre, à ajouter, dit-il, que, quoique c'était surtout pour leur affection génitale qu'elles étaient venues me voir, néanmoins, elles portaient avec toute évidence des manifestations eczémateuses sur d'autres parties de leur corps, de telle sorte qu'il ne pouvait s'élever de doute que cet eczéma était généralisé et non point un trouble local, c'est-à-dire dû à une irritation locale. Et j'estime que ceux qui pourraient désirer d'en faire des observations arriveront au même résultat. »

Il peut se faire que l'urine sucrée soit plus spécialement irritante chez une personne prédisposée à l'eczéma et procure ainsi un signe précoce de son état. Mais, dans la plupart des cas, l'éruption s'est étendue dans les aines et dans la région inférieure de l'abdomen, loin du contact de l'urine. Hicks ne se croit pas en état de dire dans quelle proportion, dans tous les cas d'eczéma généralisé, celui-ci est associé au diabète. Cependant il croit qu'on serait surpris de la grande fréquence de la concomitance des deux, si on a présent à l'esprit que le sang chargé de sucre est très probablement irritant ; les pathologistes sont aussi d'opinion que ces deux affections (diabète et eczéma) dépendent de certains états nerveux. Quoi qu'il en soit, dans beaucoup de cas, on peut avoir eu à soigner un eczéma pendant une très longue durée et par des méthodes les plus approuvées, sans obtenir aucun résultat, jusqu'à ce que, découvrant le diabète nous nous mettions à traiter celui-ci et alors seulement nous constatons une régression des symptômes fâcheux de l'eczéma et en continuant le traitement, dans la grande majorité des cas, nous obtiendrons sinon une guérison du mal, du moins un état grandement amélioré.

Comme traitement, Hicks a conseillé d'éviter l'usage du sucre. Codéine à l'intérieur. Ce médicament procure, disent les malades, un effet sédatif bienfaisant sur l'irritation. Il a aussi souvent employé à l'usage interne de l'arsenic, du fer, des toniques.

Les douleurs éprouvées par les femmes sont aiguës, à l'âge climatérique, quand tous les organes génitaux, la partie supérieure des cuisses et inférieure de l'abdomen, sont couverts d'eczéma qui souvent s'étend jusque dans le vagin, entre les fesses, derrière les oreilles, entre les doigts, aux seins, etc.

Braxton Hicks raconte qu'avant qu'il se soit mis à examiner l'urine de tous les malades porteurs d'eczéma génital, il avait eu à soigner une femme de 50 ans, pour qui, quelques années avant, la vie était devenue intolérable à cause d'un pareil eczéma douloureux, et qui n'avait été soulagée par aucun des nombreux remèdes essayés. Après 2 ou 3 ans de traitement, elle dit au grand praticien : « je ne sais pas si cela peut avoir quelque importance pour ma cure, mais, il y a quelques années, je passais pour avoir un léger état de diabète. » Depuis il examina souvent son urine, et toujours il trouva pleine évidence de sucre.

Le dernier cas d'eczéma qu'il avait eu à examiner lui déclara que, depuis 4 ou 5 ans la vie avait été pour la malade un vrai martyre, tant elle avait souffert d'eczéma génital, abdominal et crural. Elle s'était constamment soignée pour cela, sans amélioration, et, en dernière ressource était venue le trouver. Elle ne pouvait plus dormir et était exténuée. L'examen de son urine révéla une notable quantité de sucre. Le traitement antidiabétique fut institué et, en peu de jours l'eczéma alla mieux, et en trois semaines l'amélioration fut telle que le sommeil revint, et que l'état général et moral reprirent le dessus.

Et Hicks répète les paroles de Trousseau que nous avons extraites de sa *Clinique de l'Hôtel-Dieu* et reproduites p. 14.

Dans son édition de 1875-76 sur le *Diabète*, le Dr Dickson remarque que l'état eczémateux de la vulve est particulier à cette affection, et est souvent le premier signe révélateur. Il ajoute : « Prout pensait qu'il y avait une connexité entre les éruptions cutanées et le diabète ; mais d'autres observations ont démontré que cette association n'était pas forcément constante. Le lichen a été aussi occasionnellement remarqué dans le cours de cette affection. »

Si, pour Trousseau, Dickson et autres, l'eczéma génital, c'est-à-dire local, est très fréquemment associé au diabète, Braxton Hicks, lui, croit qu'il y a plus de fréquence entre la glycosurie et l'eczéma généralisé.

Presque en même temps que le célèbre gynécologiste anglais communiquait au monde scientifique ses observations, un distingué professeur de Leipzig, Dr Winckel, publiait dans une revue médicale allemande, 1876, un article *Sur les maladies des organes génitaux extérieurs de la femme survenant à la suite du diabète sucré.* L'auteur cite la monographie de Seegen qui disait : « Pruritus vulvæ, sans preuve de maladie cutanée, diabète. »

En outre, dit le savant allemand, les français appellent cette éruption de la peau « eczéma glycosurique » ; mais, poursuit-il, d'après ses propres expériences : « je me trouve en contradiction avec ces préceptes, car, dans mes 15 expériences, (ci-joint une table des 15 cas observés), j'ai toujours constaté avant les signes du diabète, le pruritus des maladies cutanées de la vulve. » Ensuite, l'auteur s'attache à démontrer que ce n'est pas l'urine sucrée qui provoque cette maladie de la vulve (prurit) dans le diabète, mais, d'après ses observations, ce sont 3 formes différentes qui l'occasionnent, *i. e.* la *Mycosis labiarum* (major et minor), puis le furoncle des lèvres et finalement la plus importante et la plus persistante, c'est l'affection de toute la vulve, du Mont de Vénus, du Sacrum, etc... Suivent les détails des 15 cas.

Comme traitement local, Winckel recommande : Eau blanche, onguent de Zinc, acide salicylique, bains de siège avec son et acide carbolique etc. A l'intérieur, arsenic, quinine. Lavages continuels pendant des semaines et des mois, fomentations de la vulve avec solution d'acide salicylique au 1/300, eaux minérales de Carlsbad, Kreuznach, Hall etc. Il termine en disant que, s'il est nécessaire de combattre le diabète principalement par traitement local, néanmoins, à cause des troubles nombreux qui se manifestent, le traitement interne et le traitement local sont absolument indispensables.

A peine paru, cet article est vivement attaqué par le Dr Hauffmann, aussi Winckel se croit-il obligé, à la fin de la même année, de répliquer, et il le fait d'une façon assez vive dans son « Entgegnung auf vorstchende kritik meines aufsatzes : Die Erkrankungen der weiblichen genitalien bei Diabetes mellitus » (Réponse à la critique de mon précédent article : Les maladies des organes génitaux de la femme dans le Diabète). L'auteur, en réponse au Dr Hauffmann, se défend d'être d'avis que les fongus (champignons) dans les organes génitaux de la femme seraient sans importance. Il n'a jamais parlé des plexus fongus, mais bien des champignons partiels très épars. Et, poursuit-il, j'accepte la déclaration du docteur Hauffmann comme quoi la présence dans l'air imprégné de champignons, la pénétration isolée des fils fongueux est facilitée et probable, mais non prouvée. Par cette déclaration, Hauffmann admet donc que, dans les organes génitaux de la femme, se produisent non seulement de l'oïdium albicans, mais aussi d'autres champignons ;

mais, jusqu'à preuve du contraire, je suis d'avis que le champignon qui se produit dans le diabète n'est pas toujours l'oïdium albicans. Hauffmann affirme aussi que j'ai expressémment omis, dans mon tableau, de mentionner des cas de diabète sucré avec des champignons partiels. Ce reproche est déplacé, puisque tous les cas (c'est-à-dire femmes avec diabète) y sont mentionnés. Hauffmann affirme enfin que Hildebrandt constatait régulièrement des champignons dans ses cas de diabète sucré. Voilà à quoi se réduit cette assertion dans le passage publié par Hildebrandt « Cette épreuve provient d'une vieille femme affectée, depuis un an, de diabète sucré avec prurit de la vulve très prononcé ; c'est une combinaison que j'avais eu déjà l'occasion d'observer une fois chez une femme âgée. L'urine sucrée est ici évidemment la cause de la formation du champignon dans les organes génitaux et qui provoque le prurit». Ce qui veut dire que Hildebrandt constatait, en tout, 2 cas, en même temps prurit vulvaire et diabète, dont un cas avec champignon et un autre où il n'en est pas expressément question ; et quand même ce serait, ce ne seraient alors que deux cas en tout, à l'encontre de mes 15 cas et dans lesquels se trouvent mentionnés aussi 2 cas avec champignons.

Deux ans après cette polémique, E. Montgommery publie, dans le *Saint-Louis médical and Surgical journal*, un article intitulé *Diabetes and Pruritus Vulvæ*. L'auteur déclare que, au point de vue physiologique, le prurit de la vulve accompagne le diabète de la même façon que la phtisie, les affections rénales et hépatiques. Il a fréquemment observé la coexistence de ces deux affections qui se caractérisent par une abondance de sucre dans l'urine, et un accroissement anormal de la sécrétion urinaire. Le cas de prurit observé par l'auteur était dû, pensait-il, à une constitution chimique particulière de l'urine du malade. Une autre théorie émise sur la coïncidence du diabète et du prurit de la vulve est celle de l'influence nerveuse. Le diabète serait produit par quelque irritation ou une condition anormale d'une partie quelconque du système nerveux central, laquelle se trouverait transmise par les nerfs sympathiques jusqu'aux vaisseaux sanguins du foie ; il se produirait alors dans cet organe de l'hypérémie et de la dilatation qui en exciteraient les fonctions glycogéniques : d'où production du diabète sucré. Le prurit de la vulve consécutif s'expliquerait de la même façon.

Dans le courant de la même année, la *Lancet* fait paraître une note du professeur Alfred Wiltshire, adjoint d'accouchements, de gynécologie et de pédiâtrie, à l'hôpital Sainte-Marie (13 avril 1878). L'auteur y indique que le prurit vulvaire est souvent le seul symptôme de diabète. Du reste, nous croyons intéressant de traduire son article.

« Il y a quelques années, à une réunion de la *Harveian* » *Society*, j'attirai l'attention sur la fréquente association » du prurit vulvaire avec le diabète. Comme l'observation » continuelle confirme et affirme les déclarations alors » faites, et comme mes observations personnelles n'ont » jamais été communiquées qu'à la Société ci-dessus ou » bien dans mes cours, je désire encore brièvement » affirmer le fait que le « pruritus vulvæ » est souvent le » seul symptôme du diabète, et formuler le souhait d'un » examen systématique de l'urine (au point de vue sucre) » dans les cas douteux.

» Le diabète est une des rares affections avec lesquelles » soit en rapport le prurit de la vulve ; mais quoique la

» glycosurie soit, dans quelques livres, indiquée comme » une cause de démangeaisons vulvaires, nulle part, que » je sache, cela est, avec l'importance voulue.

» A part le prurigo, il ne peut exister aucun autre symp- » tôme de diabète — ni polyurie, autophagie, ou poly- » phagie ; et cela ne doit pas surprendre par conséquent » que le diabète, qui couve, reste méconnu et insoupçonné.

» Les observations de ceux de mes amis qui sont » devenus familiers avec ma façon de voir, partagent » celle-ci et montrent qu'il y a une connexité plus grande » entre le diabète et le prurit vulvaire qu'on ne le croit » communément. En conséquence, il serait désirable que » l'on s'arrêtât davantage à ce fait, étant donnée la gravité » de l'affection principale.

» Bien que la chose soit d'un grand intérêt, je ne me » chargerai pas, à cette heure, de discuter la pathogénie » du diabète ; mais en me plaçant à un point de vue pu- » rement clinique, il est difficile d'éviter la conclusion » qu'il y a au moins deux (si ce n'est plus) formes de » diabète ; c'est à dire, en d'autres termes, que le sucre » (ou quelque autre corps composé, également capable de » réduire le cuivre, comme on le fait couramment) puisse » être trouvé aussi bien dans l'urine de personnes fortes, » grosses et grasses, que dans l'urine de personnes amai- » gries, usées, qui seules ont été jusqu'ici considérées » comme les types cliniques de la maladie.

» J'ai en ce moment dans mon service à St-Mary's Hos- » pital, un excellent exemple de ce fait. A l'époque où » la malade, grosse, sanguine, d'âge moyen, vint me con- » sulter, il y a plusieurs mois, elle était tourmentée par » de violentes démangeaisons des parties génitales. Je » soupçonnai l'existence du diabète et fis analyser les uri-

» nes, et alors, et depuis, je constatai une abondante
» présence du sucre. Elle dépasse rarement la quantité
» normale des urines, paraît aussi saine que possible, et
» à partir de la première application du traitement
» (solution Kovatée), le prurit a presque disparu.

» Et en terminant, l'auteur dit : « Comme l'unique but
» de cette courte note est simplement pour mettre les
» autres sur la piste du diabète, à chaque fois qu'ils se
» trouveront en présence du prurit vulvaire, je n'ajouterai
» rien de plus, mais attendrai, plein d'espoir en ce que
» d'autres pourront avancer et certifier après expé-
» rience. »

L'important article de Wiltshire attira l'attention des praticiens anglais et, un mois après, le docteur Georges Gosset confirmait, dans le même journal, l'opinion du maître, à savoir que le « prurit vulvaire est souvent le seul symptôme du diabète ». L'auteur publie l'observation suivante :

Observation

Abcès du rein droit. — Prurit vulvaire. — Diabète sucré.

La malade était une femme d'un fort embonpoint, âgée d'environ 65 ans. Il y avait quelques années qu'elle portait deux abcès fistuleux, l'un dans la région lombaire droite et l'autre dans la région iliaque du même côté. De ces abcès coulait continuellement une matière rouge foncé sans doute provenant du rein droit. De temps à autre un dépôt abondant de pus semblable dans les urines. Elle avait beaucoup maigri et, depuis quelque temps déjà, elle se plaignait de démangeaisons de la vulve que j'attribuai à l'irritation, causée par la présence du pus dans les urines. La persistance d'une soif constante, cependant, me poussa à faire un examen plus attentif des urines et j'y trouvai de grandes quantités de sucre. Par le traitement, le prurit disparut et le sucre diminua. En même temps, la sécrétion urinaire se fit plus rare et fortement albumineuse ; les jambes enflèrent, et à la base des poumons, on décelait des crépitations de moyenne intensité. Sous l'effet du traitement, les forces de la malade augmentèrent et subséquemment la pneumonie se résolut, les jambes désenflèrent, l'urine devint plus abondante et fortement sucrée ; mais, au bout de 10 jours, le prurit réapparut.

A ma dernière visite, les membres inférieurs commençaient encore à s'œdématier et le prurit à disparaître.

Le traitement local consistait en des lotions avec une solution d'hyposulfite de soude, mais je crois que l'effet de ce médicament n'aurait pas été notable si la quantité du sucre dans l'urine n'avait pas diminué pendant son emploi. J'ai été conduit à expliquer la poussée de prurit par ce passage du « Traité des maladies des femmes » de Thomas Gaillard que j'avais lu dans l'intervalle : « J'ai si souvent rencontré le diabète accompagné de ce symptôme que j'examine toujours les urines dans les cas obscurs. Beaucoup l'attribuent à l'action constitutionnelle de cette maladie. Le soulagement notable, produit par l'usage systématique du cathéter, m'a conduit à penser autrement. Mon opinion est que le prurit ne se lie probablement pas aux effets constitutionnels de la maladie sur les nerfs, mais à l'influence directe et locale exercée par les troubles secrétoires. »

Et l'auteur termine son observation en disant que, dans ce cas, l'absence de polyurie et la perte totale de l'appétit, bien que la bouche fut sèche et que la soif existât, avaient rendu le diagnostic difficile, et que le prurit aurait été d'une grande valeur pour la thérapeutique s'il l'avait bien interprété dès le premier abord.

Durant les deux années qui suivent, P. Boulton a l'occasion de rencontrer deux cas d'érythème diabétique de la vulve ; il envoie une note à la Société médicale des maladies cutanées de Londres (1879) et, l'an d'après, publie dans le journal d'obstétrique de la Grande-Bretagne une communication dont voici la teneur résumée :

Il s'agit d'une femme de 56 ans, mère de 5 enfants, qui se plaint de chaleur, d'inflammation et de démangeaisons à la vulve. En présence du prurit génital et de l'érythème, l'auteur pense au diabète. Il examine ensuite, à propos de ce cas, quelle peut en être la cause ; il établit un rapport étroit entre cette affection et les réflexes nerveux, comme semble le démontrer l'impuissance sexuelle qu'on rencontre chez les diabétiques. Quant au traitement, il sera le suivant : suppression des aliments farineux et sucrés. Codéine (d'abord 1 grain, puis 2 grains, 3 fois par jour). Purgation saline.

Dans son article « Des principales complications du diabète » in *Lyon Médical*, 1880, vol XXXIII, p. 521-530, Grellety (de Vichy) dit que « du moment que le diabète étreint l'organisme et l'enserre de partout, on comprend, qu'à un moment donné, chaque appareil puisse être le siège de perturbations plus intimes, plus personnelles ».

« La déshydratation des tissus, d'une part, leur imprégnation de sucre de l'autre, constituent une imminence de tous les instants ; vienne une occasion, il suffira d'un incident brusque, insignifiant en apparence, pour faire d'une personne presque valide, une véritable moribonde ».

Et, en continuant, l'auteur fait remarquer que les complications glycémiques sont moins fréquentes et moins graves qu'autrefois, et qu'elles se montrent plus exceptionnellement dans la clientèle privée que dans les hôpitaux. Les individus pauvres, débilités, ne se soignent qu'à la dernière extrémité, tandis que les gens du monde, au contraire, se mettent en garde tant au point de vue du régime que du traitement spécial, dès que quelques signes, dont la connaissance est devenue usuelle, viennent leur donner l'éveil.

Et, plus loin, l'auteur, qui a beaucoup observé les manifestations cutanées du diabète, signale le prurigo, le lichen, le muguet, l'herpès, l'eczema etc, (qu'il ne localise malheureusement pas), toutes dermopathies qui peuvent entraîner promptement l'érysipèle, le sphacèle et le phagédénisme. Et, indiquant les complications du diabète par ordre de fréquence, après avoir étudié celles qui portent sur le tube digestif et ses annexes, il glisse presque sur le prurit vulvaire, pour passer aux autres altérations rénales, vésicales, génitales de l'homme. Et, au sujet de celles-ci, il a provoqué de nombreux aveux qui tendent à démontrer que la frigidité génésique habituelle chez les diabétiques mâles était due à des excès vénériens prématurés, et que ces abus précoces de l'organe sexuel jouaient un certain rôle dans la production du diabète.

N'y aurait-il pas, nous croyons, un rapprochement à faire entre l'abus du coït chez l'homme et la multiparité, voire les mêmes excès génésiques, chez la femme, comme une cause du diabète ?

M. Anderson, de Glascow, signale, à la même époque, le cas d'une femme de 55 ans qui se plaint de démangeaisons intenses, en dedans et autour de la vulve. Elle est atteinte de leucorrhée en même temps, et, à l'examen des parties génitales, on trouve de l'inflammation et des ulcérations, qui sont dues au grattage. Le symptôme principal était que la malade était atteinte de diabète.

L'auteur attire l'attention, à propos de ce cas, sur les rapports qui existent entre les éruptions eczémateuses et le diabète et déclare qu'on doit toujours songer à ce mot de Trousseau : « Quand une femme vient vous trouver pour de violentes démangeaisons à la vulve, il y a, à peu près certainement, de la glycosurie. »

Avec Loeb, 1881, nous entrons, pour ainsi dire, dans la période bibliographique la plus intéressante sur la question qui nous occupe. Les publications deviennent plus fréquentes, les observations mieux prises, commentées et souvent expliquées. Toutefois l'article de Loeb intitulé *Ueber den Zusammenhang von Diabetes mellitus mit Erkrankungen der weiblichen genitalorgane.* (Sur les rapports qui existent entre le diabète sucré et les organes génitaux de la femme) in *Berlin-Klin Wchnschft,* vol. XIII, p. 601, a une valeur plutôt statistique, car les considérations de l'auteur ne sont guère fort concluantes.

Sur 9 femmes diabétiques soignées par Loeb, 5 étaient atteintes d'affections utérines ; les voici :

a) Observation

Femme de 42 ans 1/2 : rétroflection de l'utérus très accentuée, ménorragies qui durent 8 à 10 jours ; morte, 4 mois après, d'acétonémie (Sucre : 18 0/0).

b) Observation

Femme de 42 ans, diabétique (S : 4 0/0), depuis plusieurs années flueurs blanches profuses et métrite chronique. La sœur de cette malade, diabétique également, était atteinte d'un kyste dermoïde des 2 ovaires.

c) Observation

Femme de 55 ans, Fibrome de l'utérus, fortes hémorragies, hystérie. Diabète sucré (S : 4, 4 0/0), elle meurt deux années plus tard.

d) Observation

Femme de 69 ans, Prolapsus utérin ; diabète sucré (S : 4, 75 à 4, 1 0|0). Cataracte double. Durée de la maladie, 3 ans.

e) Observation

Prolapsus utérin. Diabète (S : grande quantité). La malade meurt pendant l'examen médical.

Le numéro 42 de la *Berliner Klinik Wochenschrift*, de 1884 contient un intéressant article du professeur Hofmeier, dont nous trouvons la reproduction dans *Edinburgh Medical Journal* de la même année (Vol. XXIX, Part. II). L'auteur signale que le fait de l'influence dépressive qu'exerce le diabète sur les organes génitaux de l'homme a été reconnu depuis longtemps déjà, mais il ajoute que la question est encore ouverte à savoir si la même influence existe sur l'appareil génital de la femme, et, si oui, jusqu'à quel degré cette influence peut s'exercer. Dans un cas de diabète où l'on vint le consulter pour du prurit vulvaire, l'auteur trouva l'utérus très atrophié et mesurant à peine deux pouces.

Le Professeur Schroeder examina la malade sous le chloroforme et découvrit que les ovaires eux aussi étaient très petits et atrophiés. Comme aucune autre maladie ne pouvait être mise en cause, et que la jeune femme, âgée de 20 ans, avait été jusque là robuste et pleine de santé, l'auteur présuma que le diabète, dont elle était atteinte, avait seul conduit à cet état actuel d'atrophie générale des organes génitaux.

La même année, Quéhéry étudie les diabétides gangréneuses qui précèderont la série des articles de Fournier dans divers journaux de médecine de France et de l'étranger. Dans son premier article dans la « France médicale » (1884) intitulé les « Diabétides génitales », Fournier dit que les dermatoses génitales diabétiques sont toujours précédées par un symptôme subjectif : le prurit génital. Si chez l'homme il siège vers le méat, au prépuce ou au scrotum, et se borne à de vives démangeaisons avec besoin impérieux de grattage, chez la femme il siège à la vulve, au périnée, à l'anus, aux régions péri-vulvaires. L'eczéma symptomatique du diabète se présente sous la forme aiguë et sous la forme chronique. Dans la forme aiguë : persistance et tendance aux récidives de l'eczéma. Dans la forme chronique : envahissement des cuisses, des fesses, du mont de Vénus, des aines, avec tuméfaction et hyperplasie des tissus, etc. Cette dernière forme est, pour l'auteur, difficilement curable. Comme traitement, il préconise d'abord le traitement du diabète, puis le traitement topique de l'eczéma.

Blanchet, dans son article « Le Prurit diabétique aux parties génitales de l'homme et de la femme » (*Gazette des hôpitaux*, Paris, 1885) étudie le siège du prurigo dans les deux sexes, et semble insister davantage sur le traitement. Chez la femme, les démangeaisons peuvent se localiser aux grandes et aux petites lèvres, au méat urinaire, vagin, parties internes des cuisses, aisselles, seins. Des bains de siège alcalins pendant 60 minutes, glycérine en lotions sur toutes les parties cuisantes, dans l'intérieur des lèvres et dans le vagin. Traitement rationnel du diabète pour éviter grande polyurie.

Enfin pendant 2 ans (1885-86), Lecorché étudie, d'une façon fort intéressante, le diabète sucré chez la femme, dans ses rapports avec la vie utérine, la menstruation et la grossesse. Son merveilleux traité du « Diabète sucré chez la femme » Paris, 1886, nous a été d'une grande aide pour notre travail tant au point de vue de l'expérience qu'au point de vue de la documentation. Nous sommes donc à même de donner ici quelques lignes de résumé sur les différents chapitres qu'il a étudiés.

I. *De l'influence des fonctions utérines sur le développement du diabète.* — Ce dernier s'observe surtout aux deux périodes extrêmes. La vie menstruelle paraît créer à la femme une certaine immunité à l'égard du diabète. L'acuité et l'intensité de cette affection sont en raison inverse de l'âge du malade.

II. *Etat morbide de l'appareil genital chez les diabétiques.* — A). Lésions locales. — 1° Eczema vulvaire : valeur diagnostique indiscutable ;

2° Métrite granuleuse : granulations et altérations du col. Elles servent à dévoiler un diabète jusque là ignoré. Dans ces cas, elles constituent un des premiers symptômes ;

3° Autres lésions utérines. — Le diabète ne saurait en être rendu responsable ; il ne s'agit, au moins pour les tumeurs, que de simple coïncidence.

B). Distinguer aussi, dans les troubles, ce qui relève directement de l'influence de la dyscrasie glycémique.

III. *Influence du diabète sur la menstruation.* — Il est rare que cette maladie ne porte pas une atteinte plus ou moins grave au fonctionnement de l'utérus. Son rôle est sujet à caution cependant, en présence de métrorragies chez une diabétique.

IV. *Influence du diabète sur la grossesse et l'accouchement.* — La femme diabétique est apte à concevoir. Si la grossesse est relativement rare, le diabète n'en est qu'indirectement responsable.

V. *Action de la grossesse sur le diabète, cause déprimante.* — Cohn de Stuttgard publie en 1887 la curieuse observation suivante sur l'aménorrhée dans le diabète sucré.

Observation

Syphilis. — Rectite. — Aménorrhée. — Prurit. — Atrophie de l'utérus et des ovaires. — Diabète.

Mme H... 36 ans (1886). Réglée à 13 ans, menstruation régulière, peu abondante, sans douleur ; pas d'avortements, deux accouchements normaux, déclare n'avoir jamais souffert de maladies sexuelles. Deux enfants sains. Depuis juillet 1884, maladie du rectum, constipation complète ; perte de sang et de pus. Le 5 janvier 1885, opération au rectum. De mars à décembre, se traite continuellement à l'iodure de K. Depuis trois mois, absence des règles, la malade se croyait enceinte. Douleurs consécutives dans les régions sacrée et abdominable. Constipation, perte d'appétit ; depuis 5 mois, surtout la nuit, la malade a constamment soif ; polyurie. Prurit sur toute la surface de la peau. Lorsqu'elle fait quelques efforts, les douleurs dans les jambes deviennent intolérables. Œdème des jambes. Frissons continuels. Etat présent : femme de bonne constitution ; taille élancée, bien nourrie, un peu anémique ; peau moite ; la partie inférieure du rectum est comme rigide, mais avec passage facile.

Sur les organes génitaux externes, en dehors d'une légère atrophie, rien d'anormal. Vagin normal, utérus petit, atrophique. Ovaires impalpables, bien que les parois abdominales soient flasques et amincies. Urine claire comme l'eau ; D : 1002. Ni albumine ni sucre ; quantité minimum en 24 heures, variant entre 5 et 10 litres. Le 26 mars, elle se plaint principalement des douleurs dans le genou gauche, qui est très enflé, sans fluctuation, mouvements très douloureux.

L'ayant revue quelques mois après, l'auteur trouve que l'état n'a fait que s'aggraver. Une explication de ces symptômes paraît impossible à l'auteur ; on ne peut même pas établir, dit-il, si l'atrophie des organes génitaux est primaire, et l'aménorrhée secondaire ; l'auteur ajoute qu'il suppose ne pas se tromper, en attribuant ce symptôme qui se manifeste, pendant le cours du diabète, au trouble de l'alimentation, qui frappe l'organisme entier, analogue, peut-être, à celui de l'aménorrhée des phtisiques. Le rétrécissement du rectum et les douleurs du genou ne sauraient s'expliquer que par leur origine syphilitique.

L'article de Vaquez, in *France médicale*, 1886, (Eczéma vulvaire, gangrène spontanée de la verge chez les diabétiques) ne nous retiendra que pour l'observation suivante, qui seule peut nous intéresser.

Observation

Femme de 57 ans, diabétique depuis deux ans. D'abord érythème intense de la vulve, avec démangeaisons intolérables ; puis, eczéma vulvaire et périvulvaire, s'étendant à la partie interne des cuisses, à la région périnéale et à l'anus ; infiltration, rougeur, suintement, excoriations. Leucoplasie des grandes lèvres et des petites. Quantité de sucre : 360 grammes par 24 heures. L'état général est mauvais. Lotion et bains alcalins et poudre de talc, combinés au traitement général du diabète.

Dans la même année, Fournier qui, comme nous l'avons déjà dit, avait fait paraître de nombreux articles sur les «Diabétides génitales» publie dans le *Wien. med. Wochenschr* une étude sur l'eczéma des organes génitaux chez les diabétiques. Il examine surtout l'eczéma vulvaire, et dit que chez la femme, les diabétides génitales se manifestent habituellement par de l'érythème du vagin, surtout à l'entrée, qui se transforme bientôt en eczéma. La première forme (c'est-à-dire l'érythème), est assez difficile à diagnostiquer, et est caractérisée : 1° par rougeur, 2° par turgescence du vagin entier, 3° par sensibilité, 4° par démangeaisons et inflammation, 5° par sécrétion d'un liquide séro-purulent. Le pronostic de l'auteur est réservé, et le traitement qu'il préconise, consiste en des lotions de nitrate d'argent au 1/100 pour les eczémas légers, au 2/100 pour les grandes irritations. Se méfier de la cautérisation et de l'ignipuncture.

Nous retrouvons l'année suivante dans le *Centralblatt fur gynakologie* une très curieuse « Contribution à l'étude d'un cas d'atrophie des organes génitaux de la femme dans le Diabète sucré », du professeur Nebel, de Leipzig.

Cette étude nous est particulièrement intéressante au point de vue du retentissement de la glycosurie sur les organes génitaux internes. Voici l'observation fondamentale de son article :

Observation

Multipare. — Diabétique. — Prolapsus du vagin. — Atrophie de l'utérus et des ovaires.

Femme de 37 ans, sextipare, enceinte de 7 mois. Grossesses antérieures et accouchements normaux. A la fin de sa dernière grossesse, besoins fréquents de boire et envies nombreuses d'uriner. La malade est dans un tel état de faiblesse, que le médecin propose l'accouchement prématuré artificiel au huitième mois. Soif et polyurie persistantes. Etat cachectique : cœur et poumons sains. Prolapsus du vagin, surtout de la paroi vaginale postérieure ; muqueuse vaginale pâle avec tâches rougeâtres. Utérus mou et petit ; l'hystéromètre marque 4 1[2 centim. Les deux ovaires, en position normale, sont très mous, et de la grosseur d'une fève. Urine journalière : 4250 cc. ; D : 1032 — 1040 ; sucre : 3 1/2 à 4 0/0.

Et, comme conclusion, l'auteur déclare que dans ce cas, l'influence du diabète est manifeste, les suites de couches antérieures ayant été normales.

Trois ans après, Nebel Stroynowsky, de Krakow, étudie l'influence du diabète sucré sur les organes génitaux de la femme. L'auteur, dans son article du *Przegl. lek* (vol. XXX, p. 469-483) publie et commente 11 cas (dans les limites d'âge de 17 à 64 ans) et tire les conclusions suivantes : 1° le diabète survient souvent après la ménopause (3 cas) mais, le plus souvent, il se manifeste pendant la période active de la femme, 2° le diabète a une marche plus rapide à la période active qu'à la période de ménopause, 3° l'atrophie de l'utérus et des ovaires, et, par là, la cessation des règles, est une manifestation fréquente au cours du diabète, 4° cette atrophie apparaît d'autant plus vite que la femme prend moins de soins pour traiter son diabète, 5° le diabète peut se manifester, non seulement par la cessation complète des règles, mais aussi par leur diminution ou leur irrégularité, 6° la connaissance de la signification réelle des symptômes peut aider à dépister le diabète, 7° le prurit vulvaire se montre très fréquent dans le diabète.

Le dernier travail de Fournier, nous concernant, est une leçon clinique parue en 1892, dans l'*Union Médicale,* et dans laquelle l'auteur s'attache surtout aux diabétides génitales chez la femme. Le premier symptôme en est le prurit, qui occupe la vulve et le vagin, et est accompagné de démangeaisons continues, avec paroxysmes. Il offre deux particularités : il ne s'accompagne d'aucune lésion, il n'y a pas de signe de diabète. Les lésions peuvent être de deux sortes : érythème et eczéma aigu ou chronique.

L'auteur s'attache à établir les différences nombreuses

qui existent entre ces deux variétés d'eczémas. Le premier est caractérisé par une rougeur presque phlegmoneuse de la vulve. La seconde, objectivement, est un eczéma vulgaire mais la rougeur est plus sombre, brune, presque livide. Il se développe un état lichénoïde de la peau tout spécial, les tissus sont épaissis ; vulvite hyperplasique, enduit parasitaire très développé. Il peut être primitif ou secondaire.

Indication du traitement : *(a)* traiter le diabète par le régime, les alcalins, l'exercice, *(b)* s'adresser à la lésion locale: bains, lotions, injections vaginales alcalines, etc.

Enfin pour terminer cette revue bibliogrphique, nous pensons devoir donner des extraits, pour ce qui nous concerne, du long et intéressant article « Diabète » in *Dictionnaire Encyclopédique des Sciences Médicales* et in *Revue des Sciences Médicales.*

Du dictionnaire de Dechambre : « Entre autres symptômes..., c'est un prurit vulvaire qui devient intolérable..., et qui est plus aigu la nuit ».

L'urine diabétique, abandonnée à elle-même, ne tarde pas à passer, environ 4 ou 5 heures après son émission, à la fermentation acide, c'est-à-dire formation de l'alcool et de l'acide carbonique aux dépens du sucre. Pendant la fermentation alcoolique, on constate, ainsi que la démontré Quévenne, un ferment analogue à celui de la levure de bière. On y rencontre aussi, mais non constamment, le penicillium glaucum (Beale) et des filaments de Leptothrix. (Ces microorganismes ne seraient-ils pas la cause du prurit vulvaire par stagnation de quelques gouttes d'urine entre les grandes lèvres après la miction ?)

Les urines des diabétiques sont presque toujours acides.

Le sens génésique mérite une mention spéciale pour la fréquence avec laquelle il est intéressé; nous avons vu (symptômes) que souvent la frigidité était une des premières manifestations du diabète Il y a, à la fois, perte de l'appétit vénérien (anaphrodisie), la femme diabétique peut même éprouver de la répugnance (Lasigue).

Chez la femme diabétique, la conception n'a pas lieu d'ordinaire. Bouchard n'a jamais vu une femme, franchechement diabétique, devenir enceinte. Corneliani en rapporte un cas, l'allaitement fut difficile et mauvais pour l'enfant. La menstruation est habituellement difficile, irrégulière, parfois elle fait défaut (Seegen).

Chez la femme, l'urine sucrée est souvent la cause d'un prurit vulvaire très pénible; elle détermine l'apparition de vésicules d'herpès, d'eczéma sur les grandes et sur les petites lèvres, avec un écoulement leucorrhéique abondant, plus ou moins fétide.

Friedreich a constaté que les champignons décrits par Hannover, Harvall et Darrach, dans l'urine diabétique, pouvaient se retrouver, avec leurs caractères, sur les parties génitales de la femme, autour du clitoris et sur les petites lèvres. Il suffit, pour les constater, de gratter avec un scapel et de placer le produit de ce grattage sous le microscope; on les trouve mélangés aux cellules épithéliales. Pour Friedreich, ce fait serait du plus haut intérêt au point de vue du diagnostic, car jamais il ne l'aurait constaté dans d'autres états morbides, ni chez un sujet sain. Ce parasite se rapprocherait du champignon Aspergillus; on le reconnaît à des spores rondes ou ovales, isolées ou enfermées parfois dans des sortes de capsules ou sporanges circulaires; d'autres fois, les spores sont unies en forme de chapelet avec des prolongements latéraux ; quelquefois, enfin, elles sont enveloppées en forme de fil représentant un mycelium ramifié, d'épaisseur variable. Il est bien plus probable que c'est simplement la fermentation acétique, alcoolique, lactique, butyrique, du sucre urinaire, qui produit l'inflammation des muqueuses préputiale et vulvaire.

Dans d'autres cas, et ce sont peut-être les plus fréquents, le diabète reste pendant longtemps caché ; il débute insidieusement ; les symptômes classiques sont à peine prononcés, ou n'ont pas frappé l'esprit du malade, qui se plaint de troubles divers, insignifiants en apparence et dont la véritable cause peut rester longtemps cachée aux yeux du clinicien non expérimenté. Ainsi chez la femme, avec une inappétence génésique, ce sera assez souvent un prurit plus ou moins généralisé, des éruptions diverses, notamment un eczéma chronique de la vulve et des parties avoisinantes.

Le diabète héréditaire est beaucoup plus grave que le diabète acquis.

D'après J. Cyr, l'âge où l'on rencontre le plus de diabétiques chez les femmes serait entre 35 et 45 ans. Pour Bouchardat, c'est surtout à l'époque de la ménopause que le diabète a sa plus grande fréquence chez les femmes.

De 1850-1870, il est mort dans la Grande-Bretagne 2.954 femmes diabétiques avec un maximum des décès entre 25 et 35 ans (Roberts et Dickinson). Ce qui montre *à fortiori* que le maximum de fréquence de diabète chez la femme est sans doute entre 30 et 40 ans.

D'après Griesinger, le maximum de fréquence chez la femme se montre de 10 à 30 ans.

Jaccoud sur 190 diabétiques a rencontré 25 femmes pour

165 hommes. L'influence du sexe sur la fréquence du diabète paraît mieux établie par les statistiques plus récentes de Jardao Oppolzer et enfin de Lecorché. Tous les auteurs, en effet, admettent qu'il est beaucoup plus fréquent chez l'homme quc chez la femme.

Pour conclure, nous relevons dans l'article « Diabète » signé Kleinwachter dans la «Revue des Sciences» (Hayem) de 1898, vol. LII, les conclusions suivantes :

Der Diabetis, vom gynakologischen etandfrumkt aus betrachtet (in *Leitschr für Geb. und Gyn.* XXXVIII 2. p. 191, travail basé sur 22 cas de diabète sucré observés chez des femmes juives.

a). Au point de vue menstruation, le diabète s'accompagne assez fréquemment d'aménorrhée et d'atrophie de l'utérus et des ovaires. Ce fait n'est pas constant, et l'aptitude à la fécondation est amoindrie, mais pas supprimée.

b). Le diabète favorise le développement des endométrites, et se complique souvent de prurit vulvaire.

Kleinawchter proscrit le mariage à la jeune fille diabétique, déconseille les grossesses aux femmes mariées, et la lactation aux nouvelles accouchées.

CHAPITRE II

TROUBLES FONCTIONNELS DIABÉTIQUES DE L'APPAREIL UTÉRO-OVARIEN

(Aménorrhée, dysménorrhée, ménorragies, métrorragies)

La vie utérine de la femme peut se diviser en trois phases bien distinctes : la période prémenstruelle ou prépubère, la période menstruelle ou des règles, et la période postmenstruelle ou ménopautique. C'est surtout aux périodes extrêmes, avant la puberté et après l'arrêt des menstrues, que le diabète s'observe chez la femme. Sur 114 observations, Lecorché a noté 70 cas chez les femmes qui n'étaient pas réglées et deux fois sur des fillettes non pubères. Ici le phénomène physiologique domine la question d'âge. L'arrêt des règles se faisant d'ordinaire entre 40 et 50 ans, la glycosurie apparaît dans le plus grand nombre des cas à cet âge ; mais la ménopause viendrait-elle à se produire plus tôt, à 36, 33 et même à 30 ans, l'apparition du diabète est encore possible à cet âge peu avancé.

Une certaine immunité pour le diabéte semble donc être créée par la vie menstruelle. Cependant il ne faudrait pas être trop absolu dans cette assertion et considérer la menstruation comme ayant une influence préservatrice.

En effet, d'après Lecorché, dans 33 0/0 environ des cas qu'il a observés, il a manifestement reconnu le diabète chez des femmes encore réglées, et, chose importante à retenir, la rareté relative de cette affection à la période menstruelle, semble en quelque sorte compensée par sa gravité. Et, si le diabète après la ménopause est plus commun, il est aussi d'allure torpide, de forme atténuée et à marche lente ; tandis que chez les femmes réglées, la glycosurie est au contraire à symptômes plus sérieux, à pronostic plus grave. En cela, le diabète, à la période menstruelle, ressemble à l'affection lorsqu'elle se produit avant l'apparition des règles, même, dans ce cas, la maladie est le plus aiguë et très redoutable. De telle sorte que, à part quelques exceptions, on peut dire que l'acuité et l'intensité du diabète varient en raison inverse de l'âge de la malade.

Aménorrhée. — Dysménorrhée. — Lorsqu'il se produit chez une femme encore menstruée, le diabète produit au point de vue de la menstruation des troubles plus ou moins profonds dans le fonctionnement de l'appareil utéro-ovarien. La dysménorrhée et l'aménorrhée sont assez fréquentes chez les femmes atteintes du diabète. Dans certains cas, les règles ne sont qu'irrégulières, dans d'autres cas elles sont douloureuses, parfois enfin elles subissent un temps d'arrêt, et, après une suppression plus ou moins longue, elles reparaissent au moment où le diabète s'améliore ou guérit (diabète intermittent). Cette dysménorrhée ou cette aménorrhée passagère peut même se transformer en une suppression définitive, et on assiste alors à une ménopause prématurée dont la cause peut être expliquée par une hyperglycémie ignorée.

Seegen et Lecorché ont observé des malades avec ces troubles menstruels, Les règles devenaient moins abondantes, douloureuses, espacées et enfin se suspendaient pendant plusieurs mois, ou même cessaient complètement.

Il est des fois où la dysménorrhée et surtout l'aménorrhée doivent se rattacher à l'atrophie des organes génitaux internes par influence diabétique, nous étudierons ce phénomène dans le chapitre VI.

Métrorragies. — Ménorragies. — Si le rôle du diabète dans ces différents cas (dysménorrhée, aménorrhée), n'est pas discutable, il n'en est pas de même lorsque l'on considère les métrorragies chez les femmes diabétiques. Les hémorragies utérines sont assez fréquentes chez celles-ci ; tantôt il ne s'agit que d'une exagération du flux menstruel, tantôt elles peuvent se produire une et même plusieurs fois dans l'intervalle inter-menstruel, et être assez abondantes pour nécessiter un traitement énergique. Lecorché, Demarquay, Marchal, Seegen ont vu des cas où l'hémorragie reparaissait presque régulièrement tous les quinze jours. Les métrorragies abondantes aux époques, et même en dehors de celles-ci, diminuent parfois au bout de 4 ou 5 jours pour ne laisser qu'un suintement sanguinolent, ou bien une abondante leucorrhée. Mais c'est surtout aux approches de la ménopause que ces métrorragies sont fréquentes et coïncident avec la constatation du diabète, qui avait été méconnu jusqu'alors, mais qui sans doute préexistait à cet accident. Dans un cas, l'auteur du « diabète sucré chez la femme » ne reconnut la glycosurie qu'à la suite d'une métrorragie.

Ces faits nous conduiraient à conclure à l'hypothèse d'une action propre du diabète sur la menstruation. Mais telle n'est pas l'opinion de Lecorché, qui déclare qu'en examinant les choses de plus près, on ne tarde pas à se convaincre que la glycémie par elle-même, ne peut-être directement incriminée.

« Pour que cette action directe fut vraie, dit-il, il faudrait que la matrice fut saine ; mais si, à l'altération du sang, se joint une altération organique du tissu utérin, celle-ci, quelle que soit sa relation avec la glycosurie, prime évidemment, au point de vue pathogénique, la dyscrasie sanguine ».

Et, à l'appui de son assertion, il cite des preuves prises parmi ses observations que le lecteur retrouvera plus loin et où il est question d'une métrite fongueuse, hémorragique, dont l'écoulement sanguin cessa par la dilatation du col ; un autre cas, où le speculum montra une métrite granuleuse, deux autres où la cervicite est non seulement à granulations, mais aussi ulcéreuse, et enfin deux cas, où les malades étaient atteintes de tumeurs fibreuses. D'après le même auteur, à chaque fois qu'on voit se produire des hémorragies menstruelles trop abondantes, ou de véritables pertes, ce sera l'état local de la matrice qu'il faudra observer avec soin, et le plus souvent on trouvera dans quelque altération du col ou du corps de l'utérus la véritable source de ces hémorragies. Remarquons que dans une des observations qu'il prend en témoignage, après une période d'irrégularités, les règles cessèrent sans hémorragie, et dans un autre cas aucune hémorragie n'est signalée (Observations avec tumeurs fibreuses).

Nous regrettons ici de ne pas partager complètement l'avis de M. Lecorché, car si les troubles menstruels de toutes sortes (dysménorrhée, aménorrhée, ménorragies, métrorragies) dans le diabète, peuvent, dans bien des cas, avoir pour cause une lésion utérine, ce fait est loin d'être constant, puisque, dans son remarquable travail, nous relevons onze cas, dans lesquels diverses irrégularités menstruelles ne sont dues à aucune lésion de la matrice. Du moins, c'est ce que nous devons penser, puisqu'il n'en signale point.

Nous sommes donc porté à admettre que dans le diabète, en dehors de la coïncidence possible de métrorragies causées par une altération organique de l'utérus, altération relevant elle-même de la glycosurie, comme nous le dirons tout à l'heure, nous sommes porté à admettre, disons-nous, que le diabète peut seul occasionner des irrégularités menstruelles ou des métrorragies, qui, dans certains cas, seront des symptômes qui feront penser à un diabète dont l'existence, à l'état latent, était restée ignorée.

Avant de passer au chapitre suivant, il ne nous paraît pas inutile de faire remarquer le rapport qui existe entre l'écoulement menstruel chez les diabétiques et les variations de la quantité de sucre : « la quantité de sucre dans les urines diminue pendant et tout de suite après l'hémorragie. »

CHAPITRE III

LÉSIONS DIABÉTIQUES DES ORGANES GÉNITAUX EXTERNES

(Prurit et érythème vulvaires, exanthèmes, vulvite, inflammations circonscrites)

Dans ce chapitre-ci et dans le suivant, nous étudierons ce que Piorry appelle « l'état anatomique organopathique » de l'appareil génital, et nous en signalerons les lésions. De celles-ci, les unes sont dues à l'altération des sécrétions par la glycose, les autres ne peuvent être expliquées que par l'action du diabète sur les tissus.

Il est incontestable que la coïncidence joue parfois un grand rôle, et que l'état morbide peut n'avoir aucun rapport avec la maladie générale ; mais en ce qui concerne les troubles utérins, nous pensons pouvoir émettre l'opinion qu'il faut, dans bien des cas, considérer la lésion comme étant due à un trauma local sur un organe offrant un « locus minoris resistentiæ » d'étiologie diabétique.

Quoi qu'il en soit, et, que ces lésions émanent d'une coïncidence ou soient dues à l'hyperglycémie dyscrasique, elles n'en sont pas moins capables de troubler profondément la fonction ou le tissu utérins. Nous nous efforcerons donc de déterminer la part qui revient aux lésions locales, et celle qui appartient au trouble général de la nutrition.

Dans ce chapitre nous verrons donc le prurigo vulval, l'érythème génital, les nombreux exanthèmes qu'on peut y rencontrer, la vulvite, les inflammations circonscrites, tandis que nous classerons la vaginite dans le chapitre suivant avec les lésions des organes internes.

Prurit et érythème de la vulve. — Nous croyons préférable de ne pas suivre la plupart des auteurs qui associent l'étude du prurigo pudendi avec celle de l'eczéma génital qui, après le prurit vulvaire, est le symptôme le plus fréquent, comme signe révélateur d'un diabète latent, et qui le plus souvent accompagne le prurit ou lui succède. Les femmes atteintes de diabète accusent d'abord (le plus fréquemment) des démangeaisons vulvaires ; celles-ci précèdent toute manifestation objective du côté de la peau. Bien que pouvant exister concurremment avec l'eczéma, nous relevons des observations nombreuses où le prurit existait seul, et cet état peut durer un temps plus ou moins long, même définitivement, sans aucune éruption eczémateuse. Lorsque le prurit vulvaire coéxiste avec l'eczéma, il est constant que le prurit s'est manifesté le premier.

Wiltshire et Gosset ont suffisamment insisté sur la valeur pronostique du prurigo pudendi comme « unique » symptôme du diabète. Le premier, après de nombreuses observations, insiste d'une façon emphatique sur le fait que le pruritus vulvæ est souvent le seul symptôme de diabéte, et déclare que l'examen des urines doit être fait systématiquement dans tous les cas et surtout dans les cas douteux. Il cite entre autres un cas qu'il a sous les yeux et où il s'agit d'une femme d'une excellente santé.

qui vint le trouver pour d'intolérables démangeaisons de la vulve ; les urines contenaient une abondante quantité de sucre. Aucun autre symptôme du diabète n'existait ; pas de polyurie, de polyphagie, d'autophagie, rien que du prurit seulement.

Gosset cite le cas d'une femme qui avait maigri légèrement, et qui buvait bien un peu plus fréquemment que d'habitude, mais ces signes étaient si peu prononcés, qu'il déclare que ce n'est que le prurit vulvaire seul qui le fit penser au diabète, dont les autres symptômes affirmatifs manquaient complètement.

Le prurit vulvaire est donc caractéristique par lui-même et bien qu'il puisse exister chez des non-diabétiques, il commande toujours l'analyse des urines.

Les démangeaisons des parties génitales sont particulièrement intolérables, surtout la nuit. Elles sont incessantes, mais elles peuvent présenter des rémissions, correspondant à une diminution du sucre, et des exacerbations, en rapport avec une augmentation d'intensité dans la glycosurie. Ce prurit est parfois tellement excessif, paroxystique, que la vie est insupportable.

Assez souvent le prurit vulvaire est très tenace, et rebelle aux diverses indications thérapeutiques, chez les diabétiques éliminant au dessus de 100 grammes de sucre par jour.

Chez les diabétiques en général, il y a perte de l'appétit vénérien, et chez la femme cette anaphrodisie peut même aller jusqu'à la répugnance ; cependant le prurit vulvaire est parfois tellement aigu que la malade croit devoir rechercher du calme dans le coït.

Nous citons une observation où le prurigo était accompagné de cuisson de la matrice.

Bien que localisées le plus souvent à la vulve et aux régions périvulvaires, dans le prurit chronique avec ou sans eczéma, les démangeaisons peuvent se manifester aux cuisses, aux aines, à l'hypogastre, aux seins, aux aisselles et même se généraliser sur tout le corps.

Le prurit vulvaire donne lieu à une vive rougeur qui en est parfois le début. Cet érythème est diffus, intense, et s'il n'est pas suivi d'eczéma, il disparait par des ablutions locales et le traitement causal. Mais si l'éruption suit, on constate bientôt de petites vésicules nombreuses, opalescentes, qui au contact de l'urine sucrée donneront naissance à des plaques d'eczéma.

L'érythème chronique avec grattage finit par aboutir à un épaississement de la peau, hyperplasie des grandes lèvres, etc.

Les violentes démangeaisons de la vulve dans le diabète, ont, nous pensons, pour cause, la stagnation, entre les grandes lèvres, après les mictions, de quelques gouttes d'urine sucrée, qui, dans ce milieu propice à la fermentation, permettrait la formation de micro-organismes, produits secondaires de la fermentation alcoolique du sucre.

Exanthèmes (eczéma, lichen, etc.). — Parmi les exanthèmes génitaux que l'on rencontre le plus fréquemment chez les femmes diabétiques, il faut citer d'abord et surtout l'eczéma, puis les formes mixtes d'éruption eczématiformes ou lichenoïdes.

1° *Eczéma vulvaire.* — C'est la plus fréquente des manifestations génitales du diabète. Sa fréquence, pour Lecorché, est de 28 0[0. Il ne se montre guère que chez les femmes âgées et exceptionnellement avant l'âge de 40 ans.

L'eczéma vulvaire peut se rencontrer à toutes les périodes du diabète, et, bien que considéré comme un symptôme de début, il constitue plutôt un signe révélateur qui dévoile le plus souvent une glycosurie ignorée. La malade, interrogée, vous apprendra qu'avant l'éruption, des symptômes manifestes du diabète préexistaient, tels que polyurie, polydipsie, autophagie, etc.

Dans maints cas, l'eczéma peut se manifester d'emblée, sans avoir été forcément précédé de prurit. En examinant nos observations, nous sommes conduit à remarquer que l'eczéma vulvaire des diabétiques s'observe chez des femmes dont la maladie remonte déjà à 2, 3, 4 ans, parfois même davantage. Cet exanthème peut exister, que le diabète soit intense ou léger.

La richesse glycosurique de l'urine, donc, ne suffit pas à expliquer la production de cet eczéma. Celui-ci peut se manifester cependant par poussées correspondant à une augmentation de la quantité de sucre. Nous faut-il donc accuser l'influence constitutionnelle du sujet, ou bien les altérations subies par le contact de l'urine sur la peau et la multiplicité des produits secondaires dans un milieu essentiellement fermentescible ?

a) Influence de la constitution. — Nous pensons qu'elle joue un rôle évident lorsque nous considérons la coexistence assez fréquente de plaques eczémateuses sur plusieurs points du corps, où le contact de l'urine ne saurait être incriminé. En même temps que la diabétique fait de l'eczéma vulvaire, il n'est pas rare qu'elle porte des poussées analogues du côté de la face, de la tête, de l'aisselle et même des seins, comme nous en citons un cas. Il existe donc, chez certaines glycosuriques, une façon de prédisposition pour les dermopathies (urticaires, prurit, eczéma, etc.), et la fréquente localisation de l'eczéma à la vulve et aux cuisses s'explique seule par le séjournement continu de l'urine sucrée entre les grandes lèvres.

b) Altérations de l'urine glycémique au contact de la peau et rôle des champignons qui s'y développent rapidement. — Nous croyons préférable d'associer ici ces deux influences et d'accorder plus de prépondérance à la seconde. En effet, Friedreich a constaté que les champignons décrits par Hannover, Harschall et Darrach dans l'urine diabétique, pouvaient se retrouver avec leurs caractères sur les parties génitales de la femme, autour du clitoris et sur les petites lèvres. En regardant au microscope le produit d'un raclage, on les trouve mélangés aux cellules épithéliales. Friedreich considère ce fait comme du plus haut intérêt; il ne l'aurait jamais constaté dans d'autres cas morbides, ni chez l'individu sain. Ce parasite se rapprocherait du champignon Aspergillus ; on le reconnaît à des spores rondes ou ovales, isolées ou enfermées parfois dans des sortes de capsules ou sporanges circulaires ; d'autres fois, les spores sont unies, en forme de chapelet, avec des prolongements latéraux ; quelquefois, enfin, elles sont enveloppées en forme de fil représentant un mycelium ramifié, d'épaisseur variable.

Lecorché a constaté, d'une manière constante, la présence de spores ovales et bourgeonnantes du Sacharromycès cerevisiæ ou levure alcoolique. Ces spores, pour cet auteur, ne produisent pas l'eczéma par elles-mêmes, mais en provoquant la fermentation du liquide urinaire sucré, elles communiquent, sans doute, à ce liquide des propriétés irritantes qui favorisent l'évolution de l'éruption eczémateuse.

Abandonnée à elle-même, l'urine diabétique ne tarde pas à passer, 4 ou 5 heures après la miction, à la fermentation acide, c'est-à-dire, à la formation de l'alcool et de l'acide carbonique, aux dépens du sucre. Quévenne a démontré que, pendant cette fermentation alcoolique, on constate un ferment analogue à la levure de bière et, d'une façon inconstante, le penicillium glaucum et des filaments de leptothrix.

Il est donc probable que c'est simplement la fermentation acétique, alcoolique, lactique, butyrique du sucre urinaire qui produit l'inflammation des muqueuses vulvaire et préputiale.

Le prurit accompagne fréquemment l'eczéma vulvaire. Nous avons dit cependant que le prurigo pudendi peut exister sans lésions dermopathiques, et nous citons, en outre, plusieurs observations, empruntées à Lecorché, où les démangeaisons ne sont point signalées ; ce qui nous laisse admettre qu'elles ne coïncidaient pas forcément et fatalement. Nous avons aussi déjà dit que, quand l'eczéma et le prurit coexistaient, ce dernier avait généralement précédé l'éruption. Alors la rougeur de la vulve laisse voir un semis de vésicules blanchâtres sur les petites lèvres. L'éruption, ainsi installée, gagne bientôt les faces internes et externes des grandes lèvres, le pli de l'aine, les cuisses, l'abdomen, et est accompagnée d'un écoulement leucorrhéique abondant et d'une fétidité repoussante.

L'eczéma, selon le stade auquel on l'examine, est sec ou humide. Il n'est pas d'emblée humide, mais débute plutôt par une sécheresse qui, sous l'influence des attouchements réitérés par les démangeaisons et la stagnation de gouttes d'urine entre les lèvres, donne naissance à ce suintement qui peut finir par être extrêmement abondant et toujours d'odeur écœurante. Cette irritation peut se propager au vagin et même à l'utérus et être la cause d'une vaginite ou de métrites que nous retrouverons plus loin. Les fréquentes mictions, surtout la nuit, trouveraient parfois aussi leur explication par propagation de l'irritation à l'urètre.

Si nous avons tant insisté sur cette question d'eczéma vulvaire que tant de maîtres savants ont étudiée avant nous, c'est que nous avons cru devoir comme eux faire ressortir la grande valeur diagnostique et clinique de cette diabétide et poser presque en loi, qu'à chaque fois qu'un praticien rencontrera chez une femme un eczéma vulvaire persistant ou intermittent avec ou sans prurit, il doit d'abord songer au diabète et sa religion sera vite éclairée par l'analyse des urines.

2° *Urines. Lichen. Herpès vulvaires.* — Outre l'eczéma, les autres diabétides génitales sont un état lichénoïde des tissus ou encore des plaques d'herpès.

L'action répétée et continue des grattages dus aux démangeaisons vulvaires, parfois intolérables, aboutit à un épaississement de la peau des organes génitaux.

Les tissus sont épaissis ; les grandes et les petites lèvres hyperplasiées donnent à la peau de la vulve l'aspect caractéristique du lichen. Les diabétiques, étant le plus souvent des arthritiques, font facilement de la sclérose, d'où les adhérences, l'inflammation et l'épaississement de la muqueuse génitale (Tédenat).

On rencontre aussi chez les femmes diabétiques des poussées d'herpès génital très prurigineuses et douloureuses, récidivant fréquemment et qui s'accompagnent d'un suintement plus ou moins abondant. Toutes les fois qu'une femme accusera des poussées d'herpès avec ténacité et hyperplasie de la peau de la vulve, on doit penser au diabète. La dolorosité excessive de l'herpès vulvaire est due à des troubles trophiques comparables au zona (Tédenat).

Lichen et herpès vulvaires sont assez peu fréquents et ne seraient guère que l'apanage de certaines diabétiques ayant dépassé l'âge de la ménopause (Boinet). Pour Fournier l'état lichénoïde peut être primitif.

Il existe encore d'autres diabétides génitales polymorphes, tenant de l'eczéma, du lichen, de l'herpès. C'est ainsi que la région vulvaire, la face interne des cuisses, le périnée, le pli fessier sont parfois rouges, suintants, les grandes lèvres, les petites, la partie antérieure du vagin sont hypertrophiés et présentent de nombreuses érosions douloureuses, avec hyperémie et exsudats blanchâtres.

Vulvite. — Lorsque nous avons étudié le prurit et l'érythème vulvaires chez les diabétiques, nous avons, à dessein, omis une certaine forme de vulvite rencontrée par Fournier. Ce n'est pas à proprement parler, une forme particulière, mais plutôt un stade plus avancé de l'hyperplasie inflammatoire des grandes et parfois des petites lèvres. Les téguments sont hypertrophiés, rouges, chauds, fluctuants ou rénitents, indiquant nettement la présence du pus. C'est cette forme de vulvite phlegmoneuse que Griesinger et Richet ont rencontrée et décrite. Ces collections purulentes sont plus ou moins abondantes;

de simples abcès, elles peuvent prendre de grandes proportions et s'étendre jusqu'au bas du ventre et aux cuisses. Elles correspondent, dans presque la totalité des cas, à une saturation exagérée du sang par le sucre et peuvent se compliquer de sphacèle, d'érysipèle, de phagédénisme comme l'a signalé Grellety.

Inflammations circonscrites (furoncles, anthrax, abcès vulvaires). — Parmi les manifestations symptomatiques du diabète sucré, le furoncle et l'anthrax sont bien connus. Ce dernier surtout est d'une fréquence relativement grande.

Le furoncle et l'anthrax se rencontrent sur une partie quelconque du corps, mais le furoncle diabétique aurait peut-être comme lieux de prédilection les parties génitales et les cuisses. En effet il siège volontiers sur les grandes lèvres et plus exactement sur la face externe.

Il n'est pas rare non plus de le trouver au pubis comme l'ont signalé quelques auteurs. Le plus souvent, le furoncle est isolé, mais il peut offrir un nombre parfois considérable. Il arrive aussi que seul ou en nombre, cette manifestation soit à repétition et disparaisse avec la diminution du sucre, pour reparaître lorsque la glycémie augmente.

Avec l'eczéma, l'anthrax est une des plus fréquentes lésions chez la femme diabétique. Les nombreuses reprises dont il est capable ont été indiquées par Heine comme un des caractères de l'anthrax diabétique. Une de nos observations, empruntée à Lecorché, rapporte le cas d'une dame qui, en une année, aurait eu, par deux fois, *vingt* anthrax aux cuisses et aux parties. Par ce dernier exemple, nous ne voulons pas laisser entendre que l'anthrax se localise plus volontiers sur les organes génitaux externes des femmes diabétiques, comme nous l'avons dit à propos du furoncle, mais quand il lui arrive cependant d'y siéger, c'est encore aux grandes lèvres qu'il s'attaque de préférence, puis viennent les parties voisines.

L'anthrax peut exister concurremment avec l'eczéma vulvaire, bien qu'il nous semble qu'il suive de près cet exanthème. Il se rencontre fréquemment dès le début de la maladie, et, à ce sujet, nous ne nous croyons pas autorisé à trancher la controverse, à savoir si c'est le diabète qui était la cause ou la conséquence de l'anthrax. De même que le furoncle, l'anthrax, se manifeste, d'ordinaire, lorsque la glycosurie est intense, et a souvent ainsi, lui seul, conduit à faire analyser des urines où d'énormes quantités de sucre étaient restées insoupçonnées.

Si l'anthrax extra-génital peut atteindre une dimension considérable et provoquer des accidents sérieux, il n'en est pas de même de l'anthrax vulvaire. Celui-ci est habituellemment très limité, surtout lorsqu'il siège sur les grandes lèvres, et n'a point de tendance à s'étendre aux régions voisines. Son caractère est alors bénin : peu douloureux, de courte durée, ne suppurant presque pas, l'anthrax vulvaire n'offre pas le tableau clinique de l'anthrax ordinaire. La température est à peine élevée.

L'anthrax, une fois guéri, laisse après lui des cicatrices qui rappellent beaucoup une lésion spécifique. D'autres fois, la grande lèvre semble atrophiée et au toucher offre une induration notable.

Outre le furoncle et l'anthrax génitaux, on rencontre plus rarement à la vulve d'une diabétique, des phlegmons circonscrits, des abcès souscutanés (Griesinger) et lorsque la quantité de sucre a été très notable Grelletz a pu signaler de l'érysipèle, du sphacèle, du plagédénisme.

Nous avons déjà étudié la vulvite phlegmoneuse hyperplasique de Fournier.

CHAPITRE IV

LÉSIONS DES ORGANES GÉNITAUX INTERNES CHEZ LES FEMMES DIABÉTIQUES

(Vaginité, prolapsus du vagin, atrophie de l'utérus, prolapsus de l'utérus, métrites, tumeurs utérines, annexites, atrophie des ovaires, kyste de l'ovaire).

Nous arrivons maintenant à la partie, sans nul doute, la plus intéressante de notre travail. La question de l'influence du diabète sucré comme cause de troubles morbides des organes génitaux internes de la femme, a exercé la sagacité des plus grands cliniciens de France et de l'étranger,

Y a t-il une action marquée de la glycosurie sur les affections gynécologiques ?

Oui, répondent les uns ; coïncidence, répliquent les autres. Et des deux côtés des noms célèbres sont en opposition. Pour Lœb, Hofmeier, Schrœder, Nebel, Kleinwachter, pour l'école allemande en un mot, l'influence est manifeste, tandis que l'école française n'y voit que de la fortuité. En pareille occurrence, nous serions bien osé d'essayer de vider une question aussi ardue, et nous nous contenterons d'enregistrer, les uns après les autres, les faits signalés par les deux camps, laissant à des voix plus autorisées le soin de trancher ce nouveau nœud gordien.

Les troubles et lésions que nous avons étudiés jusqu'ici sont irréfutablement d'origine dyscrasique, les preuves en sont évidentes et manifestes à tous, tandis que dans le chapitre actuel, si, sur quelques cas, il y a hésitation, la question atteindra son maximum de controversion quand il s'agira des tumeurs utérines dues au diabète.

Sans doute, la facilité avec laquelle une diabétique peut faire de l'infection vulvo-vagino-utéro-salpingo ovarienne est admise, mais elle n'a pas encore été nettement démontrée (Tédenat).

Vaginite. — La vaginite chez une femme atteinte de diabète n'est pas une complication isolée de cette maladie. Elle est habituellement accompagnée et même précédée de l'eczéma de la vulve. Bien que l'eczéma vulvaire soit la plus fréquente manifestation génitale de la glycosurie, la vaginite concomitante est assez rare. Lecorché n'en cite que deux observations que nous reproduisons, et dans ces deux cas l'atteinte du vagin a été consécutive à une éruption eczémateuse des cuisses et des parties génitales,

Comment donc cette génitalité externe du diabète peut-elle se propager au vagin ?

En étudiant le prurit et l'eczéma vulvaires, nous avons vu que les démangeaisons premières sont accompagnées d'une vive rougeur des parties, cette hyperhémie laisse apercevoir bientôt de petites vésicules, qui seront l'origine des plaques eczémateuses. L'eczéma d'emblée est sec, mais la stagnation de l'urine et les fréquents attouchements du grattage finissent par transformer cet eczéma sec en un eczéma humide. De la face externe des grandes lèvres, l'éruption ayant gagné la face interne, il se forme un suintement d'odeur repoussante par décomposition urinaire. De la vulve à l'orifice du vagin, il n'y a qu'un... pas, l'inflammation gagne la muqueuse vaginale, et les glandes de celle-ci augmenteront ce fétide écoulement leucorrhéique, dont l'abondance peut-être très grande.

L'utérus lui-même, par propagation de voisinage, peut-être atteint par cet eczéma humide et alors offrir soit une violente cuisson, soit d'autres lésions que nous verrons tout à l'heure.

Prolapsus du vagin. — Prolapsus de l'utérus. — Nous ne croyons pas que le diabète puisse être incriminé dans les deux cas de déplacements utérins signalés par Lœb chez des femmes diabétiques, dont l'une avait 69 ans, tandis que l'âge de la seconde n'est pas donné. Nebel relate aussi l'observation d'une femme de 37 ans, diabétique, chez laquelle il trouva du prolapsus de la muqueuse vaginale, surtout de la paroi postérieure, avec atrophie des ovaires et de l'utérus.

Nous ne connaissons guère que l'accouchement et la grossesse comme causes principales de ces déplacements; toutefois, chez des femmes diabétiques, un catarrhe vaginal chronique pourrait bien déterminer le relâchement de la muqueuse vaginale, et favoriser son glissement; c'est l'explication que nous croyons devoir donner pour le cas de Nebel, tandis que dans les deux cas de Lœb, il ne faut y voir que les effets de la vieillesse, qui, par la disparition du tissu adipeux et l'atrophie des éléments musculaires, prédisposait aux déplacements de faiblesse. Ce qui ne serait donc qu'une coïncidence.

Atrophie de l'utérus et des ovaires. — Ici, l'influence du diabète est plus évidente. Nous avons vu que Stroynowsky étudiant 11 cas d'affections gynécologiques chez des diabétiques, arrivait à conclure que « l'atrophie de l'utérus et des ovaires et, par là, la cessation des règles est une manifestation *fréquente* au cours du diabète, et que cette atrophie apparaît d'autant plus vite que la femme prend moins de soins de traiter son diabète ».

Lorsque nous avons étudié les troubles fonctionnels (Ch. II), nous avons dit qu'il est des fois où la dysménorrhée et surtout l'aménorrhée doivent se rattacher à l'atrophie des organes génitaux internes par influence diabétique. Ainsi, nous avons présenté à la mémoire l'observation de Hofmeier ; il s'agissait d'une femme jeune qui fut examinée par le Professeur Schroeder, lequel trouva un utérus mesurant à peine 2 pouces, les ovaires étaient aussi très petits. Kleinwachter, dans son intéressante étude sur 22 femmes diabétiques, déclare que le diabète sucré s'accompagne souvent d'aménorrhée et d'atrophie de l'utérus et des ovaires. Ce fait, dit-il, n'est cependant pas constant et l'aptitude à la fécondation dans ces cas est amoindrie, mais pas supprimée. Nous rappelons également le cas de Nebel qui avait rencontré chez une femme diabétique l'utérus mou et petit et les ovaires de la grosseur d'une fève.

Somme toute, quoi de plus naturel que cette atrophie des organes génitaux internes, puisque nous savons que les diabétiques, étant des arthritiques, font facilement des scléroses.

Métrites. — Bien que plus rares que l'eczéma vulvaire, les inflammations de l'utérus chez les diabétiques existent parfois en même temps que cet exanthème. Cependant, l'examen au spéculum ne se faisant qu'après des signes révélateurs d'une métrite (catarrhe, hémorragies) il se pourrait que la lésion existât plus fréquemment et restât inaperçue.

La pathogénie des métrites diabétiques reste obscure. Lorsque l'inflammation de la muqueuse utérine coexiste en même temps que l'eczéma vulvaire, nous pouvons, de même que, en étudiant la vaginite, nous avons admis une infection ascendante par voie muqueuse, nous pouvons, disons-nous, étendre cette propagation jusqu'à l'orifice utérin d'où l'inflammation continuera son ascension ou se localisera au col. Mais lorsque la métrite ne coïncide avec aucune lésion vulvaire, comme c'est parfois le cas, comment l'expliquer ?

Faut-il mettre en jeu la dystrophie du sang hyperglycemié ? Peut on supporter que ces lésions du col soient dues à une métrite sénile si fréquente à la ménopause et à laquelle la dyscrasie serait venue s'ajouter chez une arthritique renforcée ? Que conclure ? En restant dans le juste milieu et en acceptant l'action de toutes ces conditions, on serait peut-être plus près de la vérité.

Il est un fait certain, et Kleinwachter et d'autres l'ont dit, le diabète favorise le développement des métrites (cervicites, endométrites).

La métrite, d'origine diabétique, peut être granuleuse, ulcéreuse, fongueuse, hémorragique, catarrhale.

La cervicite granuleuse (la plus fréquente) ou la fongueuse, coïncidant très souvent avec les granulations pharyngées ou avec de la stomatite fongueuse, il semble indiqué de faire remarquer que dans ces cas l'action de la dyscrasie semble se porter de préférence sur les muqueuses. Les granulations et altérations du col, constituant parfois un des premiers symptômes, servent à dévoiler un diabète ignoré jusque là (Lecorché).

La métrite granuleuse du col, sous l'influence du traitement général et local, peut disparaître et reparaître avec plusieurs intermittences.

La métrite ulcéreuse, comme granuleuse, reste parfois ignorée et ce n'est guère qu'à l'examen direct, pratiqué souvent fortuitement, que l'on constate la présence d'ulcérations plus ou moins étendues et d'une persistance telle, que, seule, elle peut faire soupçonner le sucre.

Lecorché rapporte une observation de métrite fongueuse diabétique que nous reproduisons plus loin.

Quoiqu'on rencontre la métrite simultanément avec l'eczéma, c'est-à-dire au début même de la maladie, cette complication peut se manifester à n'importe quelle période de la maladie.

Loeb a rencontré une femme diabétique de 42 ans qui portait une métrite chronique avec leucorrhée abondante depuis plusieurs années.

Tumeurs utérines. — On rencontre parfois mais rarement, des fibromes chez les diabétiques, mais doit-on de ce fait admettre l'influence de la glycosurie comme cause de ces tumeurs ? C'est là une question vivement intéressante et qu'il importe d'éclaircir.

D'après Bell, Verneuil, etc., après 40 ans, 20 0|0 des femmes ont des myômes. Sur 60 et quelques observations que nous avons recueillies, çà et là, sur les manifestations génitales chez la femme diabétique, nous avons avec peine, relevé six cas de fibromyômes, c'est-à-dire à peine 2 sur 10. On ne peut donc pas, de prime abord conclure, statistiquement parlant, que ces tumeurs soient sûrement d'origine diabétique, alors qu'il n'y faut plutôt voir que de la coïncidence pure.

Verneuil, qui avait voulu démontrer que le diabète pouvait donner des néoplasmes (et il a même donné quelques observations), est vite revenu de son erreur, pour n'admettre que le fait du hasard. Aussi a-t-il modifié son opinion, et, au lieu de la diathèse néoplasique particulière aux diabétiques, il fit une diathèse arthritique apte aux troubles apportant avec soi la glycosurie. En un mot, il renversa la proposition.

Pour M. le professeur Tédenat, la glycosurie ne peut être prise comme cause de tumeurs utérines.

Mais si la grande majorité des cliniciens ne veulent y voir que de la coïncidence, si l'influence du diabète, en tant que cause des myômes utérins demande à être prouvée, il est du plus haut intérêt de voir les rapports qui existent entre ces tumeurs et la glycosurie. Cette question est toute d'actualité, car de grands gynécologistes s'en sont, tout récemment encore, occupés.

Nous avons vu, dans notre bibliographie, que, jusqu'à présent, la coexistence du fibrome de l'utérus avec le diabète n'avait été signalée que par Loeb, Lecorché, Kleinwachter. Le travail de Loeb n'est guère concluant ; celui de Lecorché commente déjà cette concomitance, et n'admet qu'une coïncidence fortuite. Le même auteur remarque que, chez certaines malades, le diabète paraît s'être montré comme conséquence d'une tumeur utérine, que le diabète s'est annoncé parfois par une ulcération utérine ; mais il pense que ces particularités, utiles à connaître, ne sauraient, toutefois, nécessiter l'admission d'une forme utérine.

Enfin Kleinwachter qui avait déjà remarqué la fréquence des endométrites dans le diabète, rapporte récemment un cas personnel de fibrome utérin. Après analyse de son observation, et des autres cas déjà cités, il serait hasardeux de tirer des conclusions évidentes sur l'influence réciproque de ces deux affections. Le fibrome grave avec métrorragies abondantes de même que le fibrome bénin peut faire survenir le diabète. La dyscrasie glycosurique, surtout lorsqu'elle est accompagnée d'hémorragies utérines profuses, peut être fatale à brève échéance, mais d'autres fois le malade conserve toute sa santé pendant de nombreuses années malgré son fibrome et son diabète. M. le professeur Tédenat nous a cité le cas d'une de ses clientes diabétiques qui, depuis près de 5 ans, lui demande d'intervenir pour un énorme fibrome ; cette malade s'est toujours, jusqu'ici du moins, bien portée, malgré des douleurs assez vives et des ménorragies.

De même que le diabète survient parfois plusieurs années après le développement du fibrome, ces deux affections peuvent coexister en même temps et parallèlement. Le diabète n'a pas, sur le fibrome, d'influence fâcheuse et malgré sa présence, l'utérus et le néoplasme peuvent subir l'évolution sénile ou rester stationnaire comme dans l'observation de Jahreiss dont nous parlerons tout à l'heure.

Gottschalk pense que les pertes de sang occasionnées par le fibrome affaibliraient l'organisme et rendraient plus facile le développement du diabète ; mais cette opinion est combattue par quelques gynécologistes qui ont noté des cas où le diabète est survenu chez des femmes atteintes depuis peu de temps de fibromes très petits et sans hémorragies notables.

D'autres auteurs veulent songer à l'existence d'une affection dont le diabète et le fibromyôme ne seraient tous les deux qu'une manifestation. Et, en faveur de cette hypothèse, ils avancent que ces deux affections sont héréditaires et que dans un cas rapporté par Zurbach, le diabète, survenu chez une femme de 31 ans, disparut complètement avec l'extirpation des annexes.

Ces cas de guérison après l'ablation des tumeurs sont rares.

La présence du sucre dans l'urine est sans doute passagère et purement due à la glycosurie alimentaire (Tédenat)

Pour Arthur E. Giles qui rapporte un cas de fibrome utérin chez diabétique *(Brit. Gyn. Journal,* 1900, t. IV, p. 1) il n'existe aucune relation entre ces deux affections. Cette glycosurie était due à un état psychique de la malade, à un trouble nerveux provoqué par l'annonce d'une opération nécessaire. Aussi n'a-t-il pas hésité à intervenir et la glycosurie a disparu peu de temps après l'opération.

Mais l'opinion de Tédenat est battue en brêche par l'observation de Kleinwachter que nous reproduisons et dans laquelle nous sommes en présence d'un diabète bien caractéristique et non d'une glycosurie passagère.

De tout ce que nous venons de dire, il résulte :

1° Que le diabète ne peut pas être seulement causé par le fibrome quelqu'en soit son volume et si abondantes que puissent être les métrorragies.

2° Que l'apparition du diabète ne dépend en aucune façon de la durée du fibrome.

Le diabète n'exerce aucune influence maligne sur les tumeurs utérines et ne présente aucun obstacle à l'intervention surtout s'il y a peu ou point de pertes de sang. La coexistence du diabète et du fibrome n'indique la nécessité d'une opération radicale que si le fibrome occasionne des pertes de sang abondantes. Dans les cas contraires, si le fibrome peut se développer, sans menacer es jours de la malade, on peut se tenir dans la réserve malgré l'apparition du diabète. Dans une courte note, M. le professeur Boinet, de Marseille, nous cite un chirurgien de cette ville qui avait opéré huit fibromes utérins chez des diabétiques. La marche, l'évolution, les dimensions, les formes cliniques et les suites opératoires de ces tumeurs n'ont offert aucune particularité inhérente au diabète. Le même praticien a aussi rencontré deux cas de cancers utérins chez glycosuriques. Il ne les a pas opérés à cause de l'état cachectique des malades. L'évolution a été assez rapide et la période de cachexie de courte durée.

Annexites. Kystes de l'ovaire. — Nous n'avons point rencontré d'inflammation des annexes chez les diabétiques; bien que les glycosuriques, comme nous l'avons déjà répété, aient une facilité pour l'infection vulvo-vagino-utéro-salpingo-ovarienne. Il est donc probable que la génitalité ascendante, dont le point de départ est la vulve, ne dépasse pas la muqueuse du col utérin.

M. Tédenat ne croit pas que les annexites soient facteurs pathogéniques de la glycosurie. Il se base pour soutenir cette opinion, sur le fait qu'il possède plus de trois cents observations d'annexites opérées ou traitées par les moyens de la « petite gynécologie » sans un seul cas de glycosurie. Toutes ces observations ont donné lieu à huit ou dix analyses d'urine chacune, faites à intervalles plus au moins éloignés.

Loeb avait déjà rencontré un kyste dermoïde des deux ovaires chez une diabétique, lorsque Lecorché publia son observation d'une tumeur kystique de l'ovaire. Ici, encore, la glycosurie a suivi le développement du kyste. Les mêmes remarques, les mêmes conclusions auxquelles nous sommes arrivé pour les tumeurs fibreuses de l'utérus, nous les renouvelons pour les néoplasmes ovariens.

Nous avons vu que Zurbach, après l'extirpation des annexes, a constaté la disparition de la glycosurie. Le professeur Tédenat se rappelle l'observation d'une diabétique avec kyste de l'ovaire, qui fut guérie de son diabète après avoir été opérée à New-York.

CONCLUSIONS

Il semble donc par ce que nous venons de voir que le diabète sucré provoque des troubles génitaux autant par le fait de sa coexistence avec l'arthritisme que par son influence glycosurique ou évolutive.

Cette remarque faite, nous croyons pouvoir admettre que les complications génitales dues essentiellement à la dyscasie diabétique ne sont pas rares.

Kleinwachter considère que leur existence est beaucoup plus fréquente qu'on ne pourrait le croire ; il attire donc l'attention des praticiens sur ce fait, car ce n'est que sur des observations nombreuses qu'on pourra formuler le pronostic et établir le traitement dans les cas complexes. D'où la nécessité d'examiner, d'une manière systématique, les urines des femmes qui porteront des affections génitales. C'est à ce diabète ignoré ou reconnu trop tard que l'on peut devoir des accidents sérieux.

L'anaphrodisie est la règle chez les diabétiques, bien que nous ayons dit que parfois la malade recherche dans le coït un apaisement à son prurigo.

Le diabète influe sur les fonctions utérines surtout aux deux périodes extrêmes de la vie génitale de la femme. La vie menstruelle semble lui assurer une certaine immunité à l'égard du diabète. L'acuité et l'intensité sont en raison inverse de l'âge de la malade ; c'est, du moins, l'opinion la plus admise, bien que, pour Stroynowski, le diabète se manifeste le plus souvent pendant la période active, et, à cette période, ait une marche plus rapide qu'à la période ménopautique.

L'atrophie de l'utérus et des ovaires est fréquente, elle est causée par la facile sclérose que font les diabétiques, étant des arthritiques ; elle occasionne des troubles dans la menstruation qui peut être abolie, diminuée, irrégulière. La connaissance de la signification de ces symptômes aide à dépister le diabète.

Le rôle du diabète comme cause des métrorragies, chez les diabétiques, est sujet à caution, un examen plus approfondi révèle souvent des lésions de l'utérus.

Le prurit, l'érythème et l'eczéma vulvaires, si fréquents dans le diabète, sont d'une valeur diagnostique indiscutable, et sont les premiers symptômes de la glycosurie. Environ huit sur dix diabétiques sont atteintes de prurit vulvaire accompagné ou non d'érythème. Le prurit, souvent le seul signe, siège à la vulve, au vagin, et est accompagné de démangeaisons paroxystiques.

Les autres exanthèmes que, avec l'eczéma, l'on rencontre parfois à la vulve où à la région périvulvaire sont le lichen, le muguet, l'herpès etc., rares. « La glycosurie est cause de : eczémas lichénoïdes brunâtres, d'herpès. Ce dernier atteint souvent une acuité extrême avec tuméfaction rouge, pseudo-phlegmoneuse. Dans une dizaine de cas, au moins chez des femmes en bonne santé et se plaignant seulement de démangeaisons à la vulve avec ou sans sécrétion, les lésions de la vulve et de la vessie m'ont fait affirmer l'existence problable de la glycosurie. L'analyse a confirmé mes prévisions » (Tédenat).

L'eczéma est sec ou humide. Il est accompagné ou suivi d'un état lichénoïde (dans eczéma sec) de la peau; les tissus sont épaissis, la vulve offre une inflammation hyperplasique parfois phlegmoneuse. Un liquide épais (eczéma humide) s'écoule, plus ou moins abondant, et d'une fétidité repoussante.

Les inflammations circonscrites que l'on rencontre quelquefois aux parties génitales sont les mêmes que celles que l'on trouve sur les autres parties du corps des diabétiques (furoncles, anthrax, etc.)

L'eczéma peut gagner le vagin et l'utérus et déterminer la présence d'une leucorrhée nauséabonde.

Les lésions inflammatoires de la matrice qui relèvent nettement du diabète sucré sont la cervicite granuleuse ou ulcéreuse. Elles servent à dévoiler une glycosurie jusque là ignorée. Dans ce cas, elles constituent les premiers symptômes.

Les déplacements de l'utérus et du vagin sont des complications rares chez les diabétiques dont la glycosurie ne peut pas être incriminée dans tous les cas.

Enfin les tumeurs utérines chez les diabétiques ne sont point des dépendances de la dyscrasie sucrée, il n'y a que coïncidence pure et simple. Mais si le diabète ne détermine pas la formation de ces tumeurs, il y a, entre celles-ci et celui-là, des rapports qu'il est bon de mettre en évidence.

D'abord le diabète, bien qu'il puisse évoluer parallèlement au néoplasme, lui succède ou plutôt ne se manifeste qu'après le développement de la tumeur. Le diabète n'a pas sur le fibromyôme d'influence fâcheuse, et, malgré sa présence, elle peut subir avec le temps l'évolution sénile ou rester stationnaire par le traitement antidiabétique.

Le volume du fibrome pas plus que l'intensité des hémorragies par lui provoquées ne constituent le seul facteur causal de l'apparition du diabète : cette apparition ne dépend nullement de la durée du néoplasme.

L'influence réciproque des myômes sur la glycosurie et la de glycosurie de sur les myômes est difficile à établir, à cause de la fréquence assez grande des deux états ; car la glycosurie même abondante (60-150 gr.) de sucre n'est pas rare (Tédenat) chez des sujets qui rendent la quantité normale d'urine (1500 à 1800 gr.).

Il est possible que certaines malades, après opération, voient le sucre diminuer. M. Tédenat nous a cité le cas d'abondantes glycosuries observées au cours de suppurations prolongées, qui ont disparu après guérison de cette suppuration et n'ont plus reparu depuis de longues années.

Il est probable que les pertes de sang, même légères et continues, occasionnées par le fibrome, affaiblissant l'organisme, le rendent plus facile au développement du diabète.

Reste la question de savoir, si on doit intervenir pour un fribrome accompagné de diabète. Nous avons dit qu'on a vu la glycosurie disparaître avec guérison radicale de la tumeur, il est donc intéressant de connaître quelle devra être la ligne de conduite du gynécologiste. Si le fibromyôme occasionne des hémorragies abondantes qui mettent la vie de la femme en danger il sera nécessaire, même indiqué, d'agir hâtivement et radicalement, surtout si la quantité de sucre n'est pas énorme. Dans les cas contraires, c'est-à-dire si les jours de la femme ne sont pas menacés, si la glycosurie est très abondante, on peut attendre, malgré l'intensité du sucre dans les urines, malgré le volume croissant de la tumeur. On sera sur ses réserves ; un traitement énergique peut diminuer fortement la glycosurie; l'évolution régressive sénile peut enrayer le néoplasme.

Dans tous les cas de manifestations génitales diabétiques, même quand il y a coexistence d'une tumeur utérine et du diabète, on doit soigner par un régime sévère la glycosurie, car les lésions, quelles qu'elles soient, seront d'autant plus difficiles à guérir, seront même d'autant plus redoutables que la femme prendra moins de soins du traitement de son diabète.

Ne jamais oublier qu'une glycosurie abondante et continue peut exister sans la moindre polyurie, ou avec une augmentation insignifiante de quantité d'urine rendue.

La quinine, les bromures, le régime ont souvent une action bienfaisante parallèle sur la glycosurie et sur les lésions vulvaires.

Je me suis souvent bien trouvé de lotions au borate de soude, de bains de siège alcalins légers auxquels je fais ajouter 5 à 6 grammes de naphtolatate de soude. Les badigeonnages avec une solution de protargol à 1/100, de sublimé à 1/5000, sont efficaces aussi.

OBSERVATIONS

Observation Première

(Inédite. — Due à l'amabilité de M. le professeur Tédenat).

Myôme utérin. — Ménorragies abondantes. — Névralgies sciatiques. — Etat général satisfaisant. Diabète (2 litres d'urine avec sucre total variant de 50 à 95 grammes).

Mme S..., d'Aulas, 42 ans, fortement constituée, sans accidents pathologiques héréditaires ou personnels notables. Règles régulières, devenues ménorragiques depuis 5 ans. De la même époque datent de vives douleurs dans les nerfs sciatiques droits, presque continues.

Le docteur Gauch (de Nimes), adresse la malade à M. Tédenat pour un myôme. La tumeur remonte à deux travers de doigt de l'ombilic. Annexite gauche légère.

Sur une quinzaine d'analyses faites depuis 5 ans, jamais le glycose n'a manqué, variant de 50 à 95 grammes, une fois 135 grammes. Le régime alimentaire et le traitement (arsenic, quinine, bromures, morphines, alcalins tour à tour employés n'ont pas d'influence nette ni sur la glycosurie, ni sur les ménorragies.

M. Tédenat a hésité jusqu'ici à opérer la malade de son myôme utérin, qui n'a presque pas augmenté de volume. Les douleurs, les hémorragies le décideront peut-être.

Observation II

(Inédite. — Due à l'amabilité de M. le professeur Tédenat).

Kyste ovarique avec glycosurie abondante. — Après l'opération le sucre n'est constaté que de loin en loin et en quantité minime.

Kyste glandulaire prolifère de l'ovaire droit. Glycosurie abondante (de 80 à 125 grammes) *constatée pendant 6 mois* (24 analyses). — *Ovariotomie. — Guérison persistant depuis 11 ans. De loin en loin un peu de sucre dans l'urine* (3 à 10 grammes).

Madeleine D..., 35 ans, de souche arthritique, a souvent eu des migraines disparues depuis 8 à 10 ans. Réglée régulièrement à 13 ans. Accouchements normaux à 22 et 26 ans. Son ventre grossit depuis 2 ans, règles régulières mais beaucoup plus abondantes.

10 mai 1885. — La malade consulte M. Tédenat, qui diagnostique un kyste de l'ovaire. L'urine analysée contient, pour 1800 grammes ; 115 grammes de sucre, 22 gr. d'urée, pas d'albumine. M. Tédenat conseille un régime (lait, œufs, viandes grillées), du bromhydrate de quinine à la dose de 0,50 par jour la 1re et 3me semaine de chaque mois. Eau de Vals aux repas. Ce régime est suivi pendant 6 mois ; la quantité d'urine varie de 1500 à 1900 cc., la proportion de sucre oscille entre 80 et 125 grammes. Vingt-quatre analyses sont faites, une par semaine.

L'état général est satisfaisant, mais le kyste de l'ovaire grossit.

18 novembre. — Ovariotomie. Opération facile, suites simples ; la malade quittait Montpellier le 8 décembre.

Depuis lors, jusqu'au mois de juin 1897, la malade a joui d'une santé satisfaisante. Grippe, en septembre 1889, soignée par le docteur Bourguet, avec état neurasthénique qui persiste pendant 4 ou 5 mois.

Jamais, depuis lors, le sucre n'a dépassé 10 grammes ; la malade rend en moyenne 1500 grammes d'urine. Sur 40 analyses faites à intervalles de 1 ou 2 mois, 15 fois on n'a pas trouvé trace de glycose.

On n'a pas suffisamment recherché les relations entre cette glycosurie et l'état morve ou somatique de la malade.

Ce qui est remarquable, c'est la diminution énorme de la glycosurie depuis l'opération.

Observation III

Empruntée à Kleinwachter, In *Zeitsch. f. Geb. u. Gynak.* Bd. XLIV, Heft 3, 1901.

Fibromyôme utérin compliqué de diabète. — Opération suivie de disparition de la glycosurie.

Femme de 55 ans, atteinte d'une tumeur abdominale depuis 18 à 20 ans, tumeur qui fut diagnostiquée kyste de l'ovaire. La ménopause date de 5 ans. C'est vers cette époque que la malade eut le soupçon d'être diabétique. L'analyse des urines révéla la présence d'une quantité de sucre peu élevée. La malade était en même temps hystérique. Une cure à Carlsbad et un traitement antidiabétique modéré firent baisser la quantité de sucre. Dans les derniers temps, la malade eut de fréquentes hémorragies. Son état général était très bon, et, à l'examen gynécologique, l'auteur constata la présence d'un polype fibreux saillant à travers l'orifice utérin et saignant légèrement. L'intervention fut décidée. Sept jours après l'opération, la malade quitta l'hôpital. Le lendemain de l'opération, toute trace de sucre avait disparu de l'urine ; quelques jours après, une glycosurie faible s'établit.

Observation IV

Empruntée à Jalweiss (d'Augsbourg), In *Centralblatt f. Gynak.*, 12 janvier 1901
Fibrome utérin compliqué de diabète.

Femme de 48 ans. Le myôme, volumineux, remontait jusqu'à l'ombilic. Les urines contenaient une forte quantité de sucre. En raison de l'état de la malade, profondément débilitée par sa glycosurie, par des métrorragies abondantes et qui présentait d'ailleurs une insuffisance cardiaque accentuée, une intervention chirurgicale était tout à fait contre-indiquée. On se contenta d'instituer un traitement médical contre le diabète et contre l'état d'épuisement de la malade. Celle-ci vécut encore 2 ans ; le fibrome resta stationnaire et la glycosurie avait fini par disparaître complètement, lorsque apparurent des signes de néphrite qui ne firent que s'accentuer et qui emportèrent la malade.

Aucune tare héréditaire ou acquise ne pouvait expliquer son diabète.

Observation V

(Inédite. — Note due à la bienveillance de M. le professeur Boiner, de Marseille).

Diabète. — Prurit vulvaire. — Eruptions eczémateuses et lichenoïdes.

Mme X..., 55 ans. Diabétique avérée. Eczéma étendu qui couvrait la vulve, la face interne des cuisses, la partie inférieure de l'abdomen.

Le prurit était insupportable, la malade se déchirait

avec les ongles, ne dormait pas et n'éprouvait quelque soulagement que lorsqu'elle était plongée dans un bain amidonné et gélatineux.

Eruptions lichénoïdes sur la peau des organes génitaux externes.

Observation VI

(Inédite. — Due à l'obligeance de M. le docteur Perrin [de Marseille], qui l'a recueillie à sa clinique des maladies de la peau).

Prurit vulvaire. — Diabétide génitale eczématiforme.

Femme de 42 ans, a eu 8 enfants ; sept sont morts âgés de deux mois à 10 ans, une seule fille est vivante, la huitième de la famille : elle a une coxalgie suppurée à droite. Le père de ces enfants est mort de tuberculose pulmonaire, il y a trois ans. La malade a, depuis l'âge de 18 ans, un goître surtout développé à droite ; depuis un an, elle a de la polyurie, de la polydipsie, de la polyphagie ; elle a maigri considérablement. Elle vient à la clinique pour du prurit vulvaire. Elle rend 6 à 8 litres d'urine dans les 24 heures, la densité en est aussi fortement augmentée, elle est de 1040 ; sucre : 50 grammes par litre.

Le prurit vulvaire est presque continu, mais continu avec des exacerbations très accentuées, privant la malade de sommeil ; toutes les régions vulvaire, périnéale, anale, prévulvaire sont le siège de rougeur diffuse avec tuméfaction, d'eczématisation avec suintement. Il existe de nombreuses excoriations dues au grattage.

Observation VII

(Inédite. — Due à l'obligeance de M. le docteur Léon Perrin, de Marseille).

Prurit vulvaire. — Diabétide génitale érythémateuse.

Femme de 60 ans, a depuis deux ans du prurit vulvaire. Antécédents héréditaires : rien à relever de particulier, mère morte à 63 ans, père à 83 ans, la famille se composait de six enfants, trois sont encore vivants.

Quant à elle, mariée à 30 ans, elle a eu trois enfants ; ménopause à 44 ans. C'est une femme obèse, mais qui dit pourtant avoir beaucoup maigri depuis un an et demi, elle mange beaucoup, et, si ce n'était le prurit vulvaire qu'elle ressent, elle ne serait jamais venue consulter un médecin. Les grandes et les petites lèvres, les régions génito-crurales, le pli interfessier sont le siège d'un érythème en nappe, d'une coloration rouge-violacée, il y a des lésions de grattage, mais pas de surfaces eczématisées. Il n'a pas été possible de savoir la quantité d'urine rendue par la malade dans les vingt-quatre heures, mais l'examen fait à la clinique par la liqueur de Fehling fait constater dans le tube une coloration orangée manifeste, caractéristique de la présence du sucre.

Observation VIII

(Inédite. — Due à l'obligeance de M. le docteur Léon Perrin, de Marseille).

Prurit vulvaire. — Diabétide génitale eczématiforme.

Femme de 50 ans, vient consulter pour du prurit vulvaire qu'elle ressent depuis cinq mois. Toute la région vulvaire, la face interne des cuisses, le périnée, le pli interfessier sont rouges, suintants, les grandes et les petites lèvres sont hypertrophiées et présentent de nombreuses érosions très douloureuses avec des exsudats blanchâtres. La partie antérieure du vagin présente le même aspect que l'orifice vaginal. L'examen des urines, pratiqué immédiatement, donne comme densité 1044, le sucre dosé est de 40 grammes par litre.

Observation IX

(Inédite. — Due à l'obligeance de M. le docteur Léon Perrin, de Marseille).

Prurit vulvaire sans eczématisation.

Femme de 53 ans, atteinte de prurit vulvaire depuis cinq mois. La malade éprouve depuis cette époque un sentiment de démangeaisons avec un besoin impérieux de grattage, ce besoin, quand il se produit, est irrésistible, il est intermittent, mais, surtout accentué pendant la nuit, il empêche le sommeil. On ne constate que de l'érythème vulvaire, occupant certains points circonscrits de la vulve, les régions périurétrales, le vestibule, les petites lèvres. L'analyse des urines donne 56 grammes de sucre par litre.

Observation X

(Inédite. — Due à l'obligeance de M. le docteur Léon Perrin, de Marseille).

Diabète sucré. — Eczématisation des régions vulvaires.— Furonculose.

Femme 45 ans, marchande de vins, a, depuis plusieurs années, du prurit vulvaire et de la furonculose. Sous l'influence du régime et de la médication arsénicale, elle a été améliorée, mais le sucre n'a jamais disparu de l'urine. Actuellement, la quantité de sucre est plus grande ; la malade présente de l'irritation vulvaire et de l'eczématisation qui occupe depuis le mont de Vénus jusqu'au sacrum. La rougeur des téguments est d'un rouge brun, livide, quelque peu violacé sur divers points, il existe un état suintant ou desquamatif des régions affectées, des démangeaisons avec exacerbations. De plus, sur les cuisses et les fesses, de nombreuses pustules pilaires, des folliculites, et enfin sur la cuisse gauche, à sa partie inférieure et interne, une large plaque indurée, violacée, avec une saillie furonculeuse à sa partie centrale.

Observation XI

(Inédite. — Due à l'obligeance de M. le docteur Léon Perrin, de Marseille).

Diabète chez une arthritique. — Avortements. — Prurit vulvaire. — Diabétide) génitale eczématiforme chronique. — Furonculose.

Femme de 51 ans, son père est mort d'apoplexie cérébrale. Fille unique, grande, robuste, ayant toutes les apparences d'une belle santé : elle a une taille de 1m 69 et pesait 85 kilogs. Après avoir eu quatre enfants bien portants, vers l'âge de 35 ans, elle a eu pendant trois ou quatre ans une série d'avortements (3 de cinq à sept mois). Sa santé pourtant ne paraissait pas altérée, sauf une diminution de l'acuité visuelle et du prurit vulvaire qu'elle traitait et modérait par des lavages fréquents. Une analyse d'urine ayant été faite, une glycosurie forte fut constatée et expliqua les avortements, la diminution de la vue, les lésions vulvaires.

Sous l'influence du régime antidiabétique, des alcalins, de l'antipyrine, puis de la médication arsénicale la quantité de sucre fut diminuée, mais ne disparut jamais. Cet état dure depuis une quinzaine d'années, mais s'est sensiblement aggravé depuis quatre à cinq ans. Le prurit vulvaire persiste, et est, pendant certaines périodes, agaçant, insupportable. Les régions vulvaires et périvulvaires sont toujours le siège d'une rougeur intense, d'un rouge brun s'accompagnant de déformations vulvaires manifestes ; il existe un état d'hypertrophie général de la région, les grandes lèvres sont massives, à la fois tendues et mollasses, de véritables quartiers d'orange, les petites lèvres distendues, augmentées de volume, allongées, pendantes, d'une épaisseur d'un centimètre ; si on les écarte, l'orifice vaginal paraît être situé sur un plan postérieur à celui qu'il occupe normalement, il est comme refoulé ; l'urètre est béant, son orifice d'un rouge vineux ; la moitié antérieure du vagin est aussi épaissie, d'un rouge sombre, recouverte d'exsudats blanchâtres.

Toutes ces régions sont le siège de poussées eczématiformes aiguës et subaiguës depuis plusieurs années. Les lésions s'étendent alors du mont de Vénus jusqu'au sacrum, et latéralement toute la face interne et supérieure des cuisses, les plis génito-cruraux. Ces poussées une fois disparues, toute la région reste le siège de démangeaisons vives, d'érosions et de fissures ; il existe toujours, soit confluente, soit discrète une éruption furonculeuse se reproduisant sur les grandes lèvres, ou sur les cuisses, ou sur les fesses. Ce sont tantôt des folliculites, tantôt des furoncles plus ou moins volumineux, donnant lieu à un écoulement purulent, peu abondant, mais surtout sanguinolent, ils ne se résolvent jamais complètement, laissant des indurations dermiques, de véritables nodosités qui souvent s'enflamment de nouveau et deviennent acuminées, douloureuses et laissant, en s'abcédant, écouler du sang et un peu de pus. Sur la cuisse gauche, à sa partie interne et inférieure, à plusieurs reprises s'est développée une plaque rouge, épaissie, indurée, de la dimension de la paume de la main ; au centre de cette plaque, saillie furonculeuse qui s'est abcédée, mais l'induration des téguments a persisté, est restée violacée et s'est enflammée à quelques mois d'intervalle, déjà deux fois. L'état général est précaire, la malade a maigri, pertes de forces, douleurs névralgiques à la face, à l'épaule droite, perte des réflexes rotuliens. La glycosurie reste abondante ; au mois de septembre dernier, elle était de 287 grammes par 24 heures, soit 63 gr. de sucre par litre, la quantité d'urine était de 4.500 cc.

Le traitement et un régime sévère ayant été repris, la quantité des urines diminua et au bout de quatre semaines n'atteignit que 2.500 cc. par 24 heures, la densité était à ce moment 1.033, le sucre de 38 gr. par litre, soit 95 gr. par 24 heures, l'urée de 20,87 par litre, soit 52,17 par 24 heures, l'acide urique de 0,850 par litre soit 2,125 par 24 heures, les chlorures (exprimés en NaCl) de 6,36 par litre soit 15,90 par 24 heures.

Malgré cette amélioration, le prurit vulvaire persiste, les lésions de grattage, les exulcérations, et fissurations sont nombreuses, il n'y a pas de furoncles, mais des folliculites sur les régions génitales.

Observation XII (1)

Diabète sucré. — Prurit vulvaire.

Mme M..., 66 ans. Grand-père goutteux. Deux enfants bien portants.

Diabète reconnu par analyse des urines, soif vive, dégoût de viande, polyurie (3 litres).

Bien avant, prurit vulvaire très fatigant, surtout marqué la nuit, sans rougeur ni éruption. Amaigrissement, hypertrophie du foie, gingivite, dureté d'oreille et opacité du cristallin.

Chez cette malade, le prurit est parfois si violent qu'il porte au coït.

Observation XIII

Diabète intermittent métrorragique à la ménopause.

Madame P..., âgée de 50 ans (en 1885). Début du diabète au moment de la ménopause, il y a 10 ans. Métrorragie à l'époque de son apparition.

Cataracte œil gauche. Pendant une première congestion pulmonaire, sucre : 38 gr. par litre et disparaît avec la congestion. Nouvelle poussée congestive du poumon l'année suivante, retour de glycosurie, 45 gr. par litre. Guérison rapide avec disparition du sucre, mais persistance de l'urée et de l'acide urique en excès.

---

(1) A moins d'indication spéciale, les observations sont prises et résumées de Lecorché. — Diabète sucré chez la femme. — Paris, 1886.

Observation XIV

Diabète. — Eczéma des mains et de la vulve.

Madame G. ., 50 ans. Parents goutteux. Deux enfants. Embonpoint, nodosités d'Heberden. Pas de polyurie ; soif peu marquée ; sécheresse de la gorge de temps à autre. Perte des forces ; léger amaigrissement ; dyspepsie ; irritabilité nerveuse très marquée.

Eczéma aux mains, puis à la vulve.

Rien au cœur ni aux poumons.

Quantité d'urine	de	1600 cc.	à 1800 cc.	
—	Sucre —	traces	à 3 gr. 15	par litre
—	Urée —	16 gr. 25	à 21 gr. 60	—
—	Densité —	1020	à 1024	

Observation XV

Fièvres intermittentes. — Diabète. — Eczéma de la vulve et des cuisses avec prurit.

Madame B..., 63 ans. Ménopause à 50 ans. Neuf grossesses heureuses. Fièvres intermittentes tierces. Maux de tête fréquents. En décembre 1882, amaigrissement considérable ; eczéma, sur la face externe des grandes lèvres, s'étendant aux cuisses avec prurit surtout nocturne par accès. Suppression des sueurs qui jusque-là avaient été profuses. Appétit assez considérable. Soif vive. Se lève deux ou trois fois la nuit pour uriner. Rien du côté des yeux ni des dents. Pas de névralgies. Toux spasmodique avec étouffements. Pas de souffle au cœur, mais intermittences de temps à autre, essoufflement facile, 80 gr. de sucre par litre. Arséniate de fer et bicarbonate de soude. Eczéma peu modifié par ce traitement, mais le sucre tombe à 45 gr.

Pendant six mois, disparition du sucre. D : 1024, et urine 3000 cc.

A la suite de contrariété, deux ans après, urine : 3 litres, sucre : 60 gr. par litre. Traitement par opium et alcalins. Depuis lors, vertiges, perte d'appétit et de sommeil. Céphalalgie.

Disparition du sucre pendant trois mois ; somnolence, peu d'appétit ; l'eczéma vulvaire a disparu avec la glycosurie.

Observation XVI

Diabète. — Métrite granuleuse du col avec ulcérations.

Mme D..., 38 ans. Une fille. Malade depuis trois mois, perte des forces et amaigrissement. Soif vive. Douleurs dans les reins. Ulcération du col avec granulations intracervicales. Cautérisation. Sucre : 40 grammes.

Accidents nerveux ; pleurs faciles ; craintes de mort. KBr et albuminate de fer. Amélioration au bout de trois mois ; pendant 8 mois, santé paraît remise. Au bout de ce temps, toux sèche due à pharyngite granuleuse. Rien aux poumons. En même temps reparaissent amaigrissement, douleurs de rein, granulations du col, sans ulcérations. Sucre : 30 gr. par litre. Quelque temps après, pleurésie droite avec épanchement qui dure 3 mois. La santé se remet, pas de signes de tuberculose pulmonaire.

Observation XVII

Diabète et goutte articulaire. — Névralgies sciatiques, intercostales avec zona. — Prurit, puis eczéma vulvaire.

Mme A..., 73 ans. Une grossesse. Née de parents goutteux, a eu elle-même un premier accès à l'orteil du pied gauche à l'âge de 60 ans. Depuis, elle a eu d'autres manifestations de même nature à l'autre pied, aux mains ; son annulaire droit est déformé.

Il y a une quinzaine d'années, crises de sciatique, puis de coliques hépatiques. Cinq cures à Vichy. Souvent, névralgies intercostales droites avec zona.

Il y a 6 mois, démangeaisons générales par tout le corps, mais intenses surtout au niveau des parties génitales ; eczéma de ces parties.

La malade a remarqué que les serviettes dont elle se servait étaient comme imprégnées d'huile ; elle pensa au diabète et fit analyser ses urines ; on trouva 20 grammes de sucre avec 12 gr. 20 d'urée pour une densité de 1020 et une quantité de 2 litres 1/2 d'urine.

Pas d'amaigrissement appréciable, pas de soif, pas d'appétit exagéré. La malade accuse de fréquentes crampes d'estomac. Granulations dans la gorge causant toux quinteuse. Cœur et poumons sains.

Observation XVIII

Prurit vulvaire. — Diabète intermittent.

Mme R..., 64 ans, sept enfants. Pas de maladie antérieure. Pas de parents goutteux ni diabétiques.

Fils à 40 ans, ménopause quatre ans après. Sans hémorragie. Ne s'enrhume pas ; sueurs pour la moindre course. Se porte bien et cependant se lève trois fois la nuit. Il y a 3 ans, démangeaisons vulvaires ; le diabète s'améliora par Wildungen, Carlsbad.

A la moindre fatigue, apparition de sucre suivie de disparition avec réapparition de temps à autre. Lors de Wildungen 3000 cc. ; actuellement 2000 cc. Démangeaisons pas reparues. Appétit bon, soif vive, langue pas sèche. Pas de troubles visuels, dentaires ou gastriques. Amaigrissement depuis trois ans.

Foie gros, douloureux. Cœur et poumons, rien.

D. : 1040 ; Urée : 10 gr. ; Sucre : 65 gr. par litre.

Observation XIX

Prurit vulvaire. — Diabète. — Ménorragies. — Dysménorrhée.

Mme P..., 46 ans. Encore réglée. Tous les mois, menstrues abondantes pendant cinq jours. Deux enfants.

Mère goutteuse. N'a jamais été forte. Autrefois eczéma de la tête. Il y a quatre ans, démangeaisons aux parties sans eczéma. L'année suivante, troubles gastriques et chute des dents. Le dentiste reconnaît le diabète.

1re analyse donne : Urine, 3 litres ; sucre, 21 grammes par litre.

Une cure à Vichy fait baisser le taux du sucre sans le faire disparaître.

Quintes de toux nocturnes, rien aux poumons. Amaigrissement considérable.

Dyspepsie avec odeur aigrelette de l'haleine ; inexplicables envies de manger ; soif vive.

Palpitations. Pas d'œdème. Pas de lésion cardiaque. Règles irrégulières. Vue mauvaise.

Sensation de fatigue lorsqu'elle se lève ; courbature des cuisses. Plus de démangeaisons des parties.

Observation XX

Prurit génital. — Diabète.

Madame D..., 65 ans. Bonne santé habituelle. Pas de maladie antérieure. Sœur diabétique. Une grossesse avec accouchement au huitième mois. Embonpoint vers l'âge de 41 ans.

A l'âge de 63 ans, prurit génital, premier symptôme de diabète. Gastralgie. Insomnie. Polydipsie. C'est alors que l'analyse révèle : sucre, 57 gr. 60 par litre.

Actuellement, vertiges, otite interne. Troubles intellectuels. Névralgie faciale gauche. Gingivite. Sucre variant de 0 à 40 grammes.

Observation XXI

Prurit vulvaire. — Métrorragies. — Prurit vulvaire.

Madame D..., 52 ans. Pas d'antécédents héréditaires morbides. Réglée à 17 ans, enfant à 25 ans. Depuis un an, menstruation plus abondante, allant jusqu'à la métrorragie.

Diabétique depuis quatre ans ; au début polydipsie, amaigrissement, faiblesse, troubles légers de la vue, gastralgie, prurit vulvaire. Polyurie nulle, 1500 cc. avec sucre 100 gr. par litre.

Les alcalins et les arsenicaux font tomber sucre à 15 gr. Maladie grave et mort de son mari. Tous les troubles qui s'étaient atténués reparaissent de nouveau avec plus d'intensité.

Pendant menstruation, 3000 cc. d'urine, avec 77 gr. 70 sucre par litre ; après menstruation : Urine : 3000 cc., mais sucre : 48 gr. 84.

Observation XXII

Diabète. — Eczéma vulvaire.

Madame B..., 72 ans. Réglée à 12 ans. Ménopause à 55 ans. Un fils très nerveux. La malade a une bonne santé habituelle ; pas de diathèses héréditaires.

Début de diabète par polydipsie, mictions fréquentes.

L'année suivante, eczéma de la vulve.

Deux ans après, gingivite, nervosisme, amaigrissement. Tiraillements d'estomac, polyphagie. Palpitations à la marche. Rien au cœur ni aux poumons.

Après un traitement de trois mois, l'état s'améliore ; le sucre, qui avait atteint 40 gr. par litre, n'est pas décelé à l'analyse.

Observation XXIII

Diabète. — Eczéma de la vulve avec récidive.

Madame L..., diabète reconnu il y a trois ans. Catarrhe bronchique. Œdème des jambes le soir. Appétit bon. Eczéma de la vulve au début qui reparaît deux ans après. Sucre oscille entre « traces » et 50 gr. par litre.

Observation XXIV

Diabète. — Eczéma de la vulve.

Mme J..., 63 ans. Diabétique depuis l'âge de 53 ans, à l'époque de la ménopause.

Au début, polydipsie, polyphagie, autophagie.

Pas de troubles visuels, ni dentaires. Dans ces dernières années, eczéma de la tête et de la vulve. Sensibilité nerveuse très développée.

Après plusieurs cures à Vichy, urine : 4 litres; Sucre : 12 gr. 61. L'eczéma a disparu en partie.

Observation XXV

Diabète. — Eczéma vulvaire intermittent.

Mme V..., 46 ans. Il y a douze ans, fièvre typhoïde suivie d'arthrite du genou.

Quatre ans après, eczéma de la vulve pendant deux ou trois mois ; l'eczéma reparaît à plusieurs reprises. Depuis cette époque, l'éruption revient chaque fois qu'elle mange du poisson.

Diabète reconnu il y a six ans. Sucre : 55 gr. par litre. Somnolence. Affaiblissement de la vue, amaigrissement, faiblesse, sueurs continuelles.

Carie indolore des dents. Appétit capricieux. Soif vive. Toux. Vertiges. Rien au cœur.

Hémoptysies abondantes, signes de ramollissement aux deux sommets.

Observation XXVI

Diabète. — Eczéma vulvaire.

Mme E. , 66 ans. Ménopause à 48 ans. Trois grossesses heureuses. Bronchites fréquentes.

Début du diabète par soif intense. Huit ans après, faiblesse, émaciation à la suite du décès de sa fille. L'année suivante, l'examen des urines donne : Sucre : 114 gr. par litre pour 3,000 cc. par jour. A cette époque, eczéma des parties génitales.

Sous l'influence d'un régime sévère, le sucre tombe à 30 gr. et même 7 gr. par litre pour 1500 cc. d'urine.

Actuellement, troubles visuels, chute des dents sans carie, digestions assez bonnes, constipation, appétit peu marqué, lourdeurs de tête, peau sèche, rien à la poitrine, foie un peu gros.

Observation XXVII

Diabète. — Eczéma de la vulve.

Mme B..., 60 ans. Début du diabète (il y a seize ans) par amaigrissement, soif. Pas de maladie antérieure.

Deux ans après, eczéma vulvaire.

Deux cures à Néris. Depuis lors, de 15 à 30 gram. de sucre par litre. Aggravation de son état par suite de chagrins dus à la maladie de son mari. Tuberculose pulmonaire. Mort.

Observation XXVIII

Diabète. — Eczéma des parties génitales. — Aménorrhée.

Mme D. , 40 ans. Ménopause à 30 ans. N'a vu qu'une fois depuis dix ans. Réglée à 15 ans. Deux grossesses.

Frère épileptique ; épilepsie dans l'enfance. Maladies nerveuses dans sa famille.

Polyurie. Appétit peu considérable. Troubles gastro-intestinaux fréquents. Faiblesse extrême. Vue affaiblie. Amaigrissement considérable.

Fréquentes poussées d'eczéma à la vulve, ce qui l'empêchait d'avoir des rapports. Urine peu abondante, 1500 cc. ; sucre, 30 à 50 gram.

Observation XXIX

Diabète héréditaire depuis l'âge de 12 ans. — Troubles menstruels. — Métrorragies. — Prurit vulvaire. — Eczéma des cuisses. — Cuisson à la matrice.

Mme M., 50 ans. Père mort diabétique à 53 ans. Mère morte de la poitrine. Variole à 12 ans; après cette maladie l'examen des urines décéle la présence du sucre. Les symptômes du diabète (polydipsie) ont persisté depuis. Mariée à 19 ans. Trois enfants. Ordinairement bien réglée, mais depuis deux ans règles irrégulières. A deux reprises métrorragies.

Il y a neuf ans, à la suite de chagrins, recrudescence du diabète (sucre : 106 gr.). Depuis, extinction de voix fréquente, tousse les hivers. Il y a deux ans, congestion pulmonaire.

Cinq saisons à Vichy, une fois elle part avec sucre : 40 et revient avec sucre : 62; une autre fois, part avec sucre : 106 et revient avec sucre : 0.

De retour de la dernière saison de Vichy, eczéma des cuisses.

Actuellement encore très forte (188 livres, au lieu de 207 il y a six ans).

Polyphagie, polydipsie. Prurit vulvaire. Violente sensation de cuisson à la matrice.

Vue affaiblie. Gencives douloureuses, pas de carie dentaire. Urine : 5 litres ; sucre : 140 gr. par litre par 24 heures.

Observation XXX

Diabète. — Eczéma vulvaire. — Dysménorrhée.

Mme M., 47 ans. Epoques irrégulières. 3 grossesses heureuses. Pas de maladie antérieure; habituellement constipée; maux de gorge légers avant chaque époque.

Il y a deux ans à la suite de bronchite intense, amaigrissement, polydipsie. Eczéma des parties génitales qui se serait dissipé avec des lotions de cerfeuil. Vue affaiblie.

Le soir, œdème des pieds avec palpitations ; état syncopal.

Le bromure fit tomber les 65 gr. de sucre du début à 24 gr., mais la malade crut devenir idiote et ne voulut pas continuer.

Cure à Vichy avec amélioration consécutive.

Cure à la Bourboule à cause de sa poitrine (bronchite tub.). Urine : 3.000 cc. et sucre : 55 gr. par litre.

Observation XXXI.

Diabète. — Eczéma vulvaire.

Mme B... 61 ans. Ménopause à 53 ans.

Forte, robuste, pas de diathèse héréditaire. Colique hépatique il y a dix-huit ans.

Diabétique depuis dix ans, eczéma de la vulve au début.

Perte de forces. Urine : 3 litres. Sucre : 90 grammes par litre. L'année suivante, urine : 3600 cc. Sucre : 50 grammes 71 par litre. Pendant la cure à Vichy, seconde colique hépatique avec ictère et diarrhée bilieuse.

En mai de l'année suivante, urine : 1500 cc. Sucre : 52.65 par litre. Pituite, le matin ; granulations du pharynx. Faiblesse. Rétinite hémorragique. Céphalalgie, sciatique, inappétence. Foie volumineux et sensible ; nodosités d'Heberden ; pas de gravelle urinaire.

En juillet, même année, mêmes phénomènes, avec douleurs des doigts de pied, la nuit. Bouche pâteuse. Constipation. Boule hystérique. Marche difficile.

En septembre, même année, mêmes phénomènes avec enflure des jambes, dyspepsie flatulente.

L'eczéma, au début localisé à la vulve, se montre à la face et aux mains.

Malgré traitement alterné des alcalins et des ferrugineux, l'état s'aggrave. Urine : 3 litres par jour ; Sucre : 66.

Observation XXXII

Diabète. — Eczéma de la vulve et des cuisses. — Prurit nocturne par accès.

Mme B... 60 ans. Ménopause à 50 ans. Neuf grossesses heureuses. Fièvres intermittentes tierces.

Il y a 4 ans, amaigrissement considérable ; eczéma sur la face externe des grandes lèvres s'étendant aux cuisses, avec prurit, surtout nocturne, par accès.

Polyphagie, polyurie, polydipsie. Pas de troubles nerveux. Toux spasmodique avec étouffements. Essoufflements faciles.

Eczéma peu modifié par arseniate de fer et alcalins ; mais sucre tombe à 45 grammes.

Sucre oscille entre zéro, traces et 60 grammes par litre à la suite de chagrin.

L'eczéma vulvaire a disparu avec la glycosurie.

Observation XXXIII

Diabète héréditaire. — Eczéma vulvaire des cuisses et de l'abdomen.

Mme M..., 65 ans. Ménopause à 55 ans. Un neveu et deux nièces diabétiques. D'après elle, début du diabète avant ménopause (il y a quinze ans) sans provoquer des troubles, et la maladie est attribuée à un tænia rendu, après quoi, l'analyse des urines révéla du sucre.

Chute des dents. Anthrax du cuir chevelu. Névralgie du trijumeau.

Il y a trois ans, eczéma de la vulve qui s'étend aux cuisses et à l'abdomen. Cette même année, catarrhe gastrique avec dilatation.

Insomnie. Polyurie nocturne. Abaissement de la vue et photophobie. Urine : 3 à 4 litres ; Sucre : 30 grammes par litre.

Observation XXXIV

Diabète.— Eczéma vulvaire.

Mme F..., 59 ans. Ménopause à 49 ans sans troubles notables. Deux enfants qu'elle a allaités. Pas de maladie antérieure.

Il y a quatre ans, eczéma des parties génitales ; mais, depuis un an déjà, polydipsie sans polyphagie. Urine : 2500 cc. avec sucre : 4 grammes par litre.

L'année suivante, hémiplégie droite, troubles cérébraux. Phlébite de la jambe droite.

Observation XXXV

Diabète. — Eczéma vulvaire.

Mme de L..., 55 ans. Ménopause, il y a 10 ans. Douleurs rhumatismales, il y a 4 ou 5 ans.

Il y a 8 ans, polydipsie avec urine : 3 litres, et sucre : 30 grammes par litre. Recrudescence, chaque année au printemps, (polyurie, polydipsie). Amaigrissement.

Depuis un an, troubles diabétiques sans rémission ; actuellement, sucre : 60 grammes par litre. Pas de troubles visuels, mais fréquentes poussées d'eczéma vulvaire.

Observation XXXVI

Diabète. — Eczéma sous les seins et aux parties génitales.

Mme G..., 64 ans. Six enfants, deux fausses couches. Ménopause à 54 ans.

Le diabète semble s'être manifesté, il y a seize ans, par anthrax à l'épaule droite, avec polydipsie et polyurie (3 litres). Sucre : 45 grammes par litre. Amaigrissement notable.

L'année suivante, troubles amaurotiques, déchaussement des gencives, ébranlement des dents, œdème des extrémités inférieures. Foie volumineux.

Athérome des artères. Endocardite.

Depuis six ans, éruptions eczémateuses à répétition sous les seins ou aux parties génitales. Urine : 4 litres ; sucre : 72 grammes. — Cachexie. Mort par épuisement.

Observation XXXVII

Diabète héréditaire. — Anthrax vulvaire.

Mme H..., 55 ans. Ménopause à 41 ans. Constitution vigoureuse, fièvre cérébrale dans l'enfance, monomanie pendant plusieurs années, existence très agitée. Nombreux cas de diabète dans la famille, aliénation de plusieurs de ses membres.

Il y a quatorze ans, bronchite grave et persistante. Dès cette époque, soif vive.

Cinq ans après, à la suite de sucreries, soif plus intense, pas d'autres signes de diabète. Parfois, défaillance d'estomac, se lève la nuit pour manger, sensation de faiblesse.

Sucre : 68 grammes par litre ; urine : 3 à 4 litres.

Les alcalins, l'arsenic, les opiacés font tomber sucre à 35 grammes, mais les écarts de régime l'augmentent avec coïncidence de signes d'exaltation, amaigrissement. Bronchite. Enorme anthrax de la vulve.

Mort par acétonémie.

Observation XXXVIII

Diabète héréditaire. — Irrégularités menstruelles. — Métrorragies Eczéma vulvaire. — Anthrax génitaux

Mme d'A..., 32 ans. Père mort diabétique, après 20 ans de maladie. Réglée à 15 ans, jamais régulièrement. Pas d'enfants. Il y a cinq ans, métrorragies fréquentes, prolongées. Depuis deux ans, ces hémorragies ont cessé, mais règles restent irrégulières.

Migraines fréquentes autrefois, disparues depuis le diabète. Embonpoint encore notable, bien qu'amaigrie de 50 livres depuis le début de la maladie.

Il y a onze ans, eczéma vulvaire, avec poussées douloureuses. Cet eczéma disparaît lorsque se montrent les règles. Siège entre les lèvres et sur les cuisses, le plus souvent sec, parfois humide ; il devient alors très douloureux ; la douleur est moins intense lorsqu'il est sec et qu'il est le siège d'une desquamation furfuracée.

Il y a trois ans, treize anthrax aux cuisses et aux parties. Diabète reconnu. Soif pas très vive.

L'année suivante, sept nouveaux anthrax génitaux, avec poussées d'eczéma vulvaire, qui disparaît à la suite d'une époque, pour reparaître à la fin de l'année. Soif vive, polyurie peu abondante (trois litres et demi). Mictions fréquentes la nuit.

Constipation habituelle. Foie hypertrophié et douloureux. Fréquents besoins de manger. Surexcitabilité nerveuse.

Analyse des urines : Sucre : 36 gr. par litre.

Observation XXXIX

Diabète sucré. — Eczéma des parties génitales. — Anthrax vulvaires multiples.

Mme O..., 42 ans, a perdu de son embonpoint, mais est encore très forte. Toujours bien réglée. Un enfant.

Il y a huit ans, soif excessive, polyphagie, poussées eczémateuses au cou et aux parties génitales.

Polyurie qui force la malade à se lever quatre à cinq fois, la nuit. Urine : 3 à 4 litres. C'est alors que la présence du sucre est constatée.

A la fin de la même année, mêmes accidents. L'analyse de l'urine donne :

Urine du matin : 50 gr. 34 par litre
— soir : 43 gr. 40 —

Plusieurs anthrax se succèdent sur les grandes lèvres. Troubles amaurotiques. Légère gastro-entérite. Puis endocardite. Deux ans après, les troubles cardiaques s'accentuent. Œdème. Catarrhe gastro-intestinal. Diminution du sucre et de la polyurie. Hépatite qui entraîne la mort.

Observation XL

Diabète — Eczéma vulvaire et vaginite.

Mme X..., 58 ans, a été aliénée. Ménopause à 50 ans. Prise, il y a un an, de polydipsie et de polyurie (5 litres ; sucre : 68 gr.). A ce moment-là aussi, eczéma des parties génitales et des cuisses, puis vaginite. Furoncle aux sourcils et au menton. Amélioration rapide de son état sous l'influence d'un régime sévère.

Observation XLI

Diabète héréditaire. — Eczéma de la vulve. — Vaginite.

Mme C..., 67 ans. Ménopause à 57 ans. Constitution vigoureuse. Santé toujours bonne. Mère morte d'affection cérébrale après arthrite déformante ; frère mort de gangrène diabétique. Oscillations de l'embonpoint depuis ces derniers temps.

Diabète reconnu il y a dix ans. Urine : 3 litres ; sucre, 40 gr. par litre. Bronchite et congestion des deux bases. Eczéma vulvaire et vaginite. Ulcère de la jambe gauche, polydipsie.

Pendant trois ans après, anthrax au genou gauche. Vertiges. Fracture du péroné. Amélioration de l'état général. Sucre varie entre zéro et traces.

Depuis quelques années, oscillations dans l'état de la malade.

Observation XLII

Diabète. — Aménorrhée.

Mlle M..., 21 ans. Mère morte d'un cancer du foie. Pas de maladie antérieure grave, sinon ictère à 8 ans. Coryzas fréquents, soulagés par liqueur de Fowler.

Menstruation à 17 ans, suivie de chlorose avec gastralgie.

Il y a sept ans, polydipsie, urines claires et abondantes avec sucre : 65 gr. par litre. Coryza violent. Le salicylate de soude, le vin ferrugineux, l'eau de Carlsbad, améliorent son état, et, l'année qui suit, le sucre avait totalement disparu. Les règles étaient revenues. L'amaigrissement persistait cependant.

Peu après, nouvelle suppression des règles suivie de réapparition du sucre. Cet état dure malgré la reprise du traitement ; oscillations du sucre.

L'année suivante, la malade est pâle, amaigrie, foie petit. Haleine aigrelette. Rien au cœur ni aux poumons.

Les règles n'ont pas reparu.

Observation XLIII

Diabète héréditaire. — Aménorrhée.

Mlle D.., 20 ans. Pâle, blonde. Père diabétique.

Amaigrissement et nervosisme depuis quelques années. Soignée pour chloro-anémie, mais la polydipsie et la polyurie font soupçonner le diabète. Quantité considérable de sucre. Le traitement de Dongkins fait disparaître le sucre à peu près complètement, mais il reparut de nouveau.

La malade, toutefois, a repris quelque embonpoint, mais les règles, qui ont cessé depuis deux ans, n'ont pas reparu.

Assez vigoureuse, pas de sensation de fatigue, soif pas très vive, polyurie actuellement pas très prononcée. Urine : 4 litres.

Appétit modéré, pas de troubles digestifs. Sucre variant entre 67 et 60 grammes par litre.

Observation XLIV

Diabète. — Troubles menstruels. — Métrorragies.

Mme H... 35 ans, malade depuis plusieurs années lorsque nous la vîmes (Lecorché) en 1877. — Santé jusqu'ici assez bonne. Pas de tare héréditaire ; sa fille, âgée de 13 ans, est atteinte de chorée chronique avec caractère bizarre.

Réglée assez difficilement à 14 ans, Mme H... n'a jamais vu depuis cesser ses époques qui, toutefois, depuis la naissance de sa fille, durent peu, avancent ou retardent de quelques jours.

En 1870, amaigrissement et symptômes d'anémie assez prononcés. Ces troubles s'accentuèrent les années suivantes et s'accompagnèrent de symptômes variés et multiples : syncope, palpitations, pleurs, phobies, désirs de suicide. Différents traitements restent sans résultat, on soupçonne le diabète : urine : 3 litres ; sucre : 75 grammes par litre.

En 1877, sous l'influence d'un régime spécial, le sucre baisse dans les urines, mais l'état général reste mauvais. Émaciation considérable, bouche pâteuse, arrière-gorge sucrée, digestions pénibles avec congestion de la face ; flatulence, diarrhée. Devant ces symptômes de catarrhe gastro-intestinal, on modifie le régime. Sous son influence, les troubles digestifs s'atténuent, l'embonpoint reparaît, les crises nerveuses diminuent d'intensité et de fréquence. Plus que 13 grammes de sucre par litre.

En 1878, divers traitements alcalins, ferrugineux, ne combattent pas l'aggravation de la maladie. Le sucre, qui avait baissé, s'élève de nouveau.

Vers la fin de l'année, crise de catarrhe gastro-intestinal à la suite de fatigue. Accidents nerveux reparaissent et sont surtout prononcés lorsqu'il y a retard dans la menstruation. Les analyses fréquentes d'urine font constater que le taux élevé du sucre avant, baisse un peu, après les règles. Enfin, amélioration légère, diminution de tous ces symptômes à l'apparition des époques en retard de quinze jours.

En 1879, les époques menstruelles, jusque là assez difficiles, peu abondantes, donnent lieu à de véritables métrorragies, avancent de dix à quinze jours ; parfois même, reparaissent après quelques jours d'interruption ; et, cependant, l'élimination du sucre reste considérable. Cette augmentation dans les quantités de sucre éliminé, et, par conséquent, cette aggravation du diabète expliquent, à notre avis (Lecorché), l'abondance des règles et les métrorragies.

En mai 1885, état général beaucoup plus mauvais. Diarrhée abondante, dyspepsie, émaciation considérable, foie volumineux, la soif n'est cependant pas bien grande, ni la quantité d'urine énorme.

Les troubles nerveux, qui s'étaient en partie dissipés, ont reparu plus intenses et se montrent surtout la nuit.

Observation XLV

Métrorragies abondantes. Diabète.

Mme R..., 50 ans, grosse, forte, ayant fait quelques abus alcooliques. Réglée à 16 ans, ménopause à 48 ans. — Deux enfants morts en bas âge. La cessation des règles a été précédée, pendant cinq à six ans, de métrorragies des plus abondantes avec caillots, coliques utérines. Ces métrorragies apparaissaient d'ordinaire à l'époque des règles et se montraient quatre à cinq fois l'an.

Cette malade, actuellement très amaigrie, présentait encore, il y a 6 mois, un embonpoint assez prononcé.

Elle n'a jamais été sérieusement malade ; seulement, de temps à autre, elle était prise de vomissements bilieux avec perte d'appétit. Ces troubles gastriques duraient huit à dix jours, et, pendant ce temps, la malade ne pouvait conserver aucun aliment. En dehors de ces crises, il existait des vomissements pituiteux, presque tous les matins, en rapport avec ses habitudes alcooliques.

L'hypocondre droit était le siège de douleurs plus ou moins vives, exaspérées par la pression.

Depuis quelques mois, elle a remarqué que sa soif est plus vive, qu'elle se lève la nuit pour uriner, que ses urines sont plus abondantes. Elle rend en moyenne 5 litres d'une urine assez claire, en vingt-quatre heures.

Avec les troubles gastriques (inappétence, vomissements) qui ont reparu depuis quelques jours, la quantité d'urine est tombée à 1500 cc. avec sucre : 60 gr. par litre ; D. : 1038.

Teinte subictérique. — Pas de fièvre ; rien au cœur ni aux poumons. Foie légèrement hypertrophié. — Faiblesse extrême, tremblements des mains et des jambes.

Observation XLVI

Dysménorrhée. — Métrorragies. — Diabète. — Mari diabétique.

Mme B..., 48 ans, bonne santé, irrégularités menstruelles. Pendant dix ans, métrorragies violentes avec interruption des règles pendant plusieurs mois.

Ménopause à 45 ans, mais, deux ou trois fois, après émotions violentes, pertes utérines considérables.

Pas d'enfants. Pas de goutteux ni de diabétique dans sa famille.

Il y a dix-huit mois, soif vive et polyurie : 3 litres par vingt-quatre heures, avec 45 grammes de sucre par litre. Embonpoint diminue.

Après traitement de dix jours à Vichy, sucre disparaît des urines ; cette disparition n'est que passagère et, à son départ de Vichy, l'urine contenait de nouveau de 40 à 45 grammes de sucre par litre.

L'état s'améliore ultérieurement ; les premiers symptômes (soif, polyurie) ne reparaissent pas. Reste quelque temps avant de faire analyser ses urines. Récemment, à la suite des fatigues causées par une maladie de son mari, se montrèrent de nouveau, soif, sècheresse de la gorge, courbature. Constatation de présence du sucre.

Son mari lui-même diabétique. Amaigrissement depuis quelque temps ; congestion, sans suite, du poumon gauche. Sucre : 40 grammes par litre.

Observation XLVII

(Diabète sucré. — Métrorragies).

Mme G.., 50 ans. Ménopause il y a huit ans. Début du diabète, il y a trois ans. Métrorragie à l'époque de la ménopause et trois ans après. Amaigrissement considérable.

Au début, polydipsie, polyphagie, polyurie.

Actuellement : Urine : 1400 cc. Appétit est peu considérable. Nervosité. Fièvre journalière qui ne cède pas à la quinine. Faiblesse extrême.

Endocardite, dilatation athéromateuse de l'aorte.

Urine : 1400 cc. fortement colorée, très sédimenteuse ; c'est une urine cardiaque. Sucre varie entre 52 et 63 grammes par litre.

Observation XLVIII

(Diabète. — Métrorragies. — Leucorrhée).

Mme A..., 49 ans. Six enfants. Pas d'hérédité goutteuse. Nodosités d'Heberden.

Les premiers symptômes du diabète (polydipsie, fatigue insolite) remontent à une dizaine d'années et suivirent de vifs chagrins.

Deux cures à Contrexeville firent disparaître la glycosurie.

Mais, avec de nouveaux chagrins, reparaissent la polydipsie et la polyurie (3 à 4 litres par vingt-quatre heures). Amaigrissement. Suppression des sueurs. Affaiblissement de la vue. Névralgies dentaires.

A chaque époque, métrorragie, écoulement blanchâtre ou sanguinolent dans l'intervalle. Appétit passable.

Pharyngite. Gorge sèche. Foie gros. Constipation. Rien au cœur ni aux poumons. Sucre : 55 grammes.

Sous l'influence des opiacés et des alcalins, la glycosurie diminue et l'état général s'améliore.

Observation XLIX

Mari diabétique. — Diabète. — Métrorragies. — Eczéma génital.

Mme P..., 56 ans. Pas d'antécédents diabétiques ou goutteux. Mari diabétique. Trois enfants. Encore réglée. Atteinte de diabète depuis six ans, à la suite de vifs chagrins. A cette époque, 3 ou 4 litres d'urine par jour avec 80 grammes de sucre. Métrorragies pendant cinq ans. Eczéma vulvaire et axillaire pendant un an. Furoncles aux membres inférieurs. Chute des dents. Après émotions pénibles, coliques hépatiques. Rien au cœur. Digestion bonne.

Sucre oscille entre 80 et 10 grammes par litre. Actuellement 50 grammes. Epithélioma du sein gauche depuis six mois.

Observation L

Diabète intermittent à la ménopause. — Métrorragie.

Mme P..., 55 ans. Début du diabète, il y a dix ans, à la ménopause. Métrorragie à l'époque de son apparition. Cataracte de l'œil gauche.

Il y a deux ans, congestion pulmonaire, avec sucre : 38 grammes. La glycosurie disparaît avec la congestion.

L'année suivante, nouvelle congestion des poumons, avec retour du sucre : 55 grammes. Anthrax de l'épaule gauche. Guérison rapide avec disparition du sucre.

Dans le courant de la même année, sucre oscille entre 0 et 45 grammes.

Observation LI

Leucorrhée. — Diabète.

Mme R.., 48 ans. Réglée à 13 ans. Ménopause à 46 ans.

Leucorrhée abondante depuis cessation des règles.

Deux enfants, trois fausses couches. Pas de diabète dans la famille.

Depuis quelque temps, malaise mal défini, sans soif exagérée. Goûte ses urines par curiosité et les trouve sucrées.

Actuellement soif assez vive ; 2 lit. 1|2 d'urine par vingt-quatre heures. Sucre : 80 gr. par litre.

Dents conservées. Vue bonne.

Appétit pas exagéré. Constipation.

Insomnie et agitation la nuit. Se lève trois fois pour uriner.

Prend peu d'exercice, jamais d'ennuis sérieux. A maigri de 12 livres.

OBSERVATION LII

Diabète. — Métrite fongueuse hémorragique.

Mme K..., 46 ans. Traitée depuis douze ans pour une endométrite fongueuse qui, depuis plusieurs années, avait donné lieu à des métrorragies abondantes ; les métrorragies cessèrent à la suite de la dilatation du col.

A la suite du traitement, la malade fut prise d'une bronchite unilatérale à forme spéciale, dit son médecin, qui prit l'éveil et soupçonna l'existence du diabète. La malade, en effet, urinait alors 2 lit. 1[2 par vingt-quatre heures avec 20 à 25 gr. de sucre par litre.

Le régime supprima le sucre et les métrorragies.

Après des alternatives d'amélioration et d'aggravation, Mme K... fit de l'endocardite, son état empira et elle mourut avec foie gros, cachexie, œdème.

Sucre : 60 gr. par litre ; urine : 2.500 cc.

OBSERVATION LIII

Mère et sœurs diabétiques. — Prurit, eczéma, anthrax, abcès de la vulve.— Amenorrhée. — Ménorragies. Métrorragies. Métrite granuleuse.

Mme S..., 53 ans. Mère et sœurs diabétiques. Diabétique elle-même, depuis plusieurs années.

Plusieurs aliénés dans la famille.

En août 1877 : Eczéma de la vulve avec anthrax et abcès des grandes lèvres. Ménorragies.

État général bon, appétits et forces conservés. Soif peu

considérable. Foie hypertrophié, tendance à la moiteur.

En avril 1878 : Epistaxis. Phlyctènes séro-sanguinolentes à la face interne de la cuisse. Deux anthrax consécutifs.

En mai : Troubles gastro-intestinaux. Hépatite. Epistaxis fréquentes.

En août : Nombreuses émotions, retard d'époque. Augmentation de la glycosurie après les règles, diminution pendant.

En septembre : Amélioration. Démangeaisons vives à la vulve ; induration d'une des lèvres.

En novembre : quinze jours de retard. Même influence de la menstruation sur l'élimination du sucre.

En janvier 1879 : Ménorragie tout le mois.

En février : Pas de règles.

En mars : Réapparition des règles avec une abondance et une durée inquiétantes. Congestion des deux bases, frissons, fièvre, anorexie, insomnie. Nervosisme.

En avril : Les troubles menstruels décident la malade à se faire examiner par un spécialiste qui constate une cervicite granuleuse. Augmentation des symptômes de congestion, surtout à gauche. Etat syncopal.

Vers la fin du mois, l'état s'améliore. Congestion en résolution, mais il reste un état fébrile avec frissons, sueurs, phénomènes nerveux, pleurs.

En juin, après un retard d'un mois, l'époque menstruelle reparaît et dure 8 jours. L'examen de la matrice n'offre rien d'anormal. Le col est un peu plus volumineux qu'il ne devrait être.

A la suite de cette époque, vertiges et congestion de l'oreille profonde qu'un spécialiste distingué attribue au diabète. Sucre a augmenté.

La vie au grand air, à la mer, tout l'été, améliore l'état général, mais persistance de l'otite interne.

En septembre : Moins de sucre. Pas de règles depuis cinq mois.

En décembre : Bronchite généralisée, pleurodynie, congestion des deux bases, surtout à gauche. Toux fréquente, quinteuse, peu d'expectoration. Fièvre avec exacerbation vespérale.

Au bout de dix à douze jours, bronchite diminue ; les règles, qui ne s'étaient pas montrées depuis trois mois, reparaissent très abondantes et nécessitent l'alitement.

Bientôt, induration pulmonaire au sommet gauche, hémoptysies, puis ramollissement. Trois ans après, la malade meurt de tuberculose pulmonaire, avec persistance du diabète.

Observation LIV

Diabète. — Métrite granuleuse du col avec ulcérations.

Mme D..., 38 ans. Une fille. Malade depuis 3 mois ; perte des forces et amaigrissement. Soif vive. Rachialgie. Ulcération du col, avec granulations intra-cervicales. Cautérisation. Sucre : 40 gr.

Accidents nerveux. Le bromure et les ferrugineux améliorent l'état général au bout de trois mois. Pendant huit mois, santé remise.

Après ce temps, toux sèche due à pharyngite granuleuse. Rien aux poumons. En même temps reparaissent amaigrissement, douleurs de reins, granulations du col, sans ulcérations. Sucre : 30 gr.

Quelque temps après, pleurésie droite. Actuellement, santé bonne.

Observation LV

Diabète héréditaire. — Ulcération du col. — Dysménorrhée.

Mme D..., 35 ans. Tante diabétique. Pas de maladie antérieure. L'embonpoint considérable qu'elle avait commence à disparaître depuis dix ans déjà. En même temps, polydipsie et polyurie ; toutefois, le diabète n'est pas reconnu à cette époque. Quelque temps après ces symptômes, sixième grossesse normale ; accouchement régulier, mais plus lent que les précédents. Les suites de couches furent longues, et, dans la convalescence, ulcération du col, dont la persistance fit soupçonner la présence du sucre, qui est reconnu à l'analyse. Les règles ne se sont pas de nouveau normalement montrées.

L'enfant, qui présenta aussi soif exagérée, mourut, à vingt-et-un mois, des suites d'une hydrocéphalie. On ne put constater la présence de sucre dans son urine.

La malade reste toujours pâle et amaigrie. Pas de troubles visuels. Appétit modéré. Rien au cœur ni aux poumons. Elle urine plus la nuit que le jour. (5 litres par vingt-quatre heures).

Etat fébrile vers les 4 heures. Langue saburrale, le matin. Faiblesse extrême. Dents déchaussées. Sucre : 93 grammes. Meurt tuberculeuse.

Observation LVI

Diabète héréditaire goutteux. — Fibrome utérin.

Mme X..., 58 ans. Une grossesse heureuse, une fausse couche. Père goutteux. Embonpoint assez notable, a maigri il y a six ans, époque de l'apparition de son diabète.

Soignée antérieurement pour accidents goutteux, puis pour névralgies.

A l'âge de 32 ans, aurait eu du sucre dans ses urines à la suite de son accouchement.

Trois ans avant l'apparition de son diabète, on reconnaît l'existence d'un fibrome utérin.

Au début de sa glycosurie, sucre : 30 et 35 grammes par litre. Faiblesse extrême.

Cures successives à Carlsbad, Ragatz, Gastein, Saint-Moritz.

Actuellement, persistance du diabète, chute des dents. Anorexie. Insomnie. Troubles névropathiques.

Observation LVII

Corps fibreux de la matrice. — Arrêt des règles. — Troubles névropathiques. Diabète consécutif.

Mme X..., 53 ans, réglée à 13 ans, encore menstruée. Toutefois, ses règles commencent à montrer des irrégularités, des suppressions de temps à autre, pas d'hémorragie. Pas d'antécédents morbides spéciaux ; fille bien portante.

Il y a cinq ans, troubles névropathiques qui paraissent avoir été provoqués par la tumeur qui existe sur le côté droit de la matrice et qui occupe une partie de ce côté du bassin.

Depuis deux ans, les troubles de la sensibilité sont plus fréquents, et apparaissent sous forme de crises spontanées ou provoquées. Jamais de perte de connaissance. L'apparition des règles en diminue l'intensité et fait, en même temps baisser le chiffre du sucre, sinon immédiatement, du moins, au bout de quelque temps. Le sucre avait été constaté à la maison Dubois, peu après qu'elle y fût entrée pour sa tumeur, qui comprimait probablement le plexus lombo-sacré et commandait évidemment les crises nerveuses.

Depuis, se sont manifestés les symptômes d'un diabète nettement caractérisé par une soif vive avec polyurie, troubles digestifs, polyphagie, défaillances, constipation, troubles visuels. Sucre : 51 grammes.

Mort par épuisement avec tous les signes du diabète.

Observation LVIII

Diabète sucré. — Kyste de l'ovaire.

Mme X.., 51 ans. Hémoptysie à la ménopause en 1876.

Amaigrissement, symptômes diabétiques manifestes en 1881. Depuis lors, troubles amblyopiques, stomatite, perte des dents.

Depuis dix mois, développement exagéré du ventre, dû à un kyste de l'ovaire, dont l'existence avait été constatée par M. Cruveilhier, à son entrée à la maison Dubois (1878).

Actuellement, appétit modéré. — Endocardite. Œdème. Urine : 3000 cc. ; sucre : 45 gr. par litre.

En mars, ponction du kyste de l'ovaire, issue d'un liquide séreux, exempt de sucre.

En avril, mai, juin, juillet, nouvelles ponctions.

La ponction en juin fut suivie d'une injection iodée qui fit momentanément disparaître le sucre des urines.

La cinquième ponction donna issue à un liquide sanguinolent et fut suivie de mort. Pas d'autopsie.

BIBLIOGRAPHIE

FAUCONNEAU-DUFRESNE. — Note sur les accidents gangréneux qui viennent compliquer le diabète et sur le prurigo des parties génitales qui se montre quelquefois dans le cours de cette maladie.— In *Union Médicale*, Paris, 1858, vol. XII, p. 490.

TROUSSEAU. — Clinique médicale de l'Hôtel-Dieu, 1861-62.

BRAXTON-HICKS. — The very frequent connection between eczema and diabetes mellitus. — *In* Proc. M. Soc., London, 1875-77, vol. III, p. 188, also *In* Lancet, London, 1877, vol. I, p. 456.

WINCKEL. — Ueber die bei Diabetes mellitus vorkommenden. Erkrankungen der Auseren Genitalien des Weibes. — *In* Deutsh Zeitschft. f. prakt. Med., Leipzig, 1876, vol. III, p. 2-5.

WINCKEL (F.). — Entgegnung auf vorstchende kritik meines aufsatzes : « die Erkrankungen der weiblichen Genitalien bei Diabetes mellitus ».— *In* Deutsche Ztschr. f. prakt. med. Leipz., 1876, vol. III, p. 88.

MONTGOMMERY (E.).— Diabetes and prûritus vulvæ. — *In* Saint-Louis, M. S. J., 1878, vol. XXXV, p. 159.

WILTSHIRE (ALF.). — On pruritus vulvæ and diabetes. — *In* Lancet, London, 13th april 1878.

GOSSET (GEO.). — Pruritus vulvæ and diabetes. — *In* Lancet, London, 1878, vol. I, p. 702.

BOULTON (P.). — A case of pudendal erythema due to diabetes. — *In* Proc. M. S. London, 1879-81, vol. V, p. 93.

BOULTON (P.). — A case of diabetic erythema : its causation and treatment. — *In* Obst J. of Gt. Brit. London, 1880, vol. III, p. 266-268.

GRELLETY. — Des complications principales du Diabète. — *In* Lyon Médical, 1880, vol. XXXIII, p. 521-530.

ANDERSON (Mc.). — Pruritus pudendi occuring a case of diabetes. — *In* Glasgow, M. J., 1880, vol. XIII, p. 63.

LOEB (M.). — Ueber den Zusammenhang von Diabetes mellitus mit Erkrankungen der weiblichen genital organe. - *In* Berlin, Klin. Wochnschr, 1881, vol. XIII, p. 601.

HOFMEIER. — The influence of diabetes mellitus on the female generative functions. — *In* Edimburg. med. J. 1884, vol. XXIV, Part. II, reproduit de Berlin, Klin, Wochenschrift, 1883, n° 42.

QUÉHERY. — Contributions à l'étude des Diabétides gangréneuses, Paris, 1884, in-4°.

FOURNIER (A.). — Des diabétides génitales. — *In* France méd. Paris, 1884, vol. I, p. 325-337.

— Des diabétides génitales. — *In* France méd. Paris, 1884, vol. I, pp. 373, 387, 409, 421, aussi *In* Méd. Prat., Paris, 1884, vol. V, pp. 109, 121, 133.

— Des diabétides génitales. — *In* Méd. Prat., Paris, 1884, pp. 145, 157, 169, 181, 193.

— Des diabétides génitales. — Leçon clinique du prof. A. Fournier, recueillie par le Dr Barthélémy, Paris, 1884, in-8°.

BLANCHET. — Le prurit diabétique aux parties génitales de l'homme et de la femme. — *In* Gaz. d. Hop., Paris, 1885, vol. IV, p. 175.

LECORCHÉ. — Du diabète sucré dans ses rapports avec la vie utérine, la menstruation et la grossesse. — *In* Ann. d. gynéc., Paris, 1885, vol. XXIV, p. 257-273.

— Du diabète sucré chez la femme, traitement hydro-minéral. — *In* France méd. Paris, 1885, vol. II, p. 1569-81.

— Du diabète sucré dans ses rapports avec la vie utérine, la menstruation et la grossesse. — *In* Arch. de Tocol., Paris, 1886, vol. XIII, p. 433-46.

— Diabète sucré chez la femme, Paris, 1886.

COHN. — Zur Casuistik der Amennorrhöe bei diabetes mellitus und insipidus. — *In* Ztochr. f. geburtsh. u. gynak. Stuttgard, 1887, vol. XIV, p. 194-98.

VAQUEZ. — Eczema vulvaire, gangrène spontanée de la verge chez des diabétiques. — *In* France méd. Paris, 1887, vol. I, p. 562-64.

FOURNIER. — Ueber das Ekzem der Genitalien der diabetiker — *In* Wien. med. Wochnschr, 1887, vol. XXXVII, p. 873-875 (traduction).

— Diabétides génitales gangréneuses. — *In* Revue gén. de clin. et de thérap., Paris, 1887, vol. I, p. 337-41.

NEBEL (A.). — Kasuisticher Beitrag zur Atrophie der Weiblichen Genitalien bei diabetes mellitus. — *In* Centralbl. f. Ginak, Leipz. 1888, vol. XII, p. 499.

STROYNOSWKI. — O wplywie cukrzycy na czcesci plciowe kobiety (De l'influence du diabète sucré sur les fonctions de l'appareil génital de la femme). — *In* Przegl. leg. Krakow (Pologne), 1891, vol. XXX, p. 469-83.

FOURNIER. — Les diabétides génitales. — *In* Union Méd. Paris, 1892, (3me S), vol. LIII, p. 757 et 793; aussi *In* Scalpel, Liège, 1891-92, vol. XLIV, p. 302-309.

Article Diabète. — *In* Dictionnaire Encyclopédique des Sciences Médicales, de Dechambre.

Article Diabète. — *In* Revue des Sciences Médicales de Hayem, article rédigé par Kleinwachter, 1898.

www.ingramcontent.com/pod-product-compliance
Ingram Content Group UK Ltd.
Pitfield, Milton Keynes, MK11 3LW, UK
UKHW012045240726
13965UKWH00003B/1064

9 782012 976948